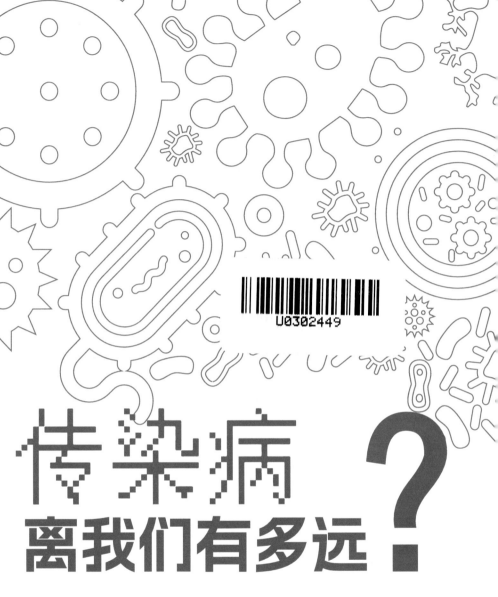

传染病
离我们有多远？

主　编｜王新华　杨　滢　　　副主编｜陈典洁　宋　兵　张大伟

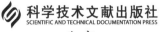

科学技术文献出版社
SCIENTIFIC AND TECHNICAL DOCUMENTATION PRESS

·北京·

图书在版编目（CIP）数据

传染病离我们有多远？ / 王新华，杨滢主编. —北京：科学技术文献出版社，2024.7

ISBN 978-7-5235-0810-7

Ⅰ.①传… Ⅱ.①王… ②杨… Ⅲ.①传染病防治—普及读物 Ⅳ.① R183-49

中国国家版本馆 CIP 数据核字（2023）第 184816 号

传染病离我们有多远？

策划编辑：王黛君 责任编辑：王黛君 宋嘉婧 责任校对：张永霞 责任出版：张志平

出 版 者	科学技术文献出版社	
地 址	北京市复兴路15号 邮编100038	
编 务 部	（010）58882938，58882087（传真）	
发 行 部	（010）58882905，58882870（传真）	
邮 购 部	（010）58882873	
官 方 网 址	www.stdp.com.cn	
发 行 者	科学技术文献出版社发行 全国各地新华书店经销	
印 刷 者	北京厚诚则铭印刷科技有限公司	
版 次	2024 年 7 月第 1 版 2024 年 7 月第 1 次印刷	
开 本	880×1230 1/32	
字 数	211千	
印 张	11	
书 号	ISBN 978-7-5235-0810-7	
定 价	49.80元	

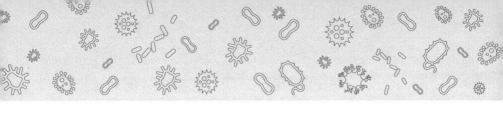

编 委 会

序 言

　　在人类发展的历史进程中，病原微生物及其产物引起的感染性疾病一直伴随人类存在，扮演着重要的角色并影响人类发展的历史。尤其是新突发传染病和重大传染病，它们不仅严重威胁人类的健康，而且会导致人们恐慌，影响社会稳定、经济发展和国家安全。2020 年新型冠状病毒感染暴发并在全球蔓延，持续 3 年之久，这也再次证明，即使在科技、医疗发达的现代社会，随着全球人类活动和交流的频次不断增加，传染病仍具有突发性、不可预见性，防控难度大，因此传染病仍然是一类不可忽视的重要疾病。

　　回顾人类数万年历史，我们发现，传染病是影响人类文化发展的关键因素。一些古老的病原体一直伴随着人类活动，人类在狩猎和采集活动中，因食用动物或与动物接触而被感染，导致许多人畜共患病，如疟疾、血吸虫病等。此外，还有一些是与人类共同进化的病原体引起的疾病，如肠道寄生虫病、梅毒等。传染病的大流行不仅危及个人的健康和生命，同时也影响人类历史的发展进程。

在人类与传染病的不断斗争中，一些传染病陆续被消灭，一些传染病可以通过疫苗和抗生素得到预防和控制。然而，近年来新发传染病不断涌现，如埃博拉出血热、中东呼吸综合征、流感的暴发流行、鼠疫的多点流行，以及全球大肆传播流行的新型冠状病毒感染，使人们清楚地认识到传染病依然危害人类健康，人类与传染病的斗争远没有结束，传染病的防控仍不可忽视。

新突发传染病和重大传染病的疫情防控涉及社会的方方面面，已经不再局限于医学领域、某个部门的事情，而是整个国家和全社会的责任，每个人都是自己健康的第一责任人，这已经成为全社会的共识。建设健康中国要用健康的理念进行宣传和普及，因此，积极普及卫生健康知识，提高大众的医学素养显得十分必要。

本书从传染病的健康科普方面入手，组织了国内一线传染病临床护理专家共同编写，紧密结合当前广大民众对传染病科普知识的需求，内容全面涵盖了古老传染病和近年来新发传染病的"前世今生"、临床特征、家庭护理知识和预防要点，突出实用性、指导性和可操作性。本书编写过程中得到了各级领导和本领域专家的高度重视和鼎力支持，在此表示诚挚的感谢！由于新突发传染病知识日新月异，也因时间仓促和水平有限，不当之处在所难免，望读者能够见谅，给予批评指正。

王福生

中国科学院院士，主任医师

中国人民解放军总医院第五医学中心感染病医学部主任

国家感染性疾病临床医学研究中心主任

2023 年 3 月 8 日

目 录

第一章　烈性传染病

第二章 常见传染病

第一章
烈性传染病

总论：说说新突发传染病的那些事

1. 什么是传染病？它对人类有哪些危害？

传染病是一种由病原体引起的，可以从一个人或其他物种，经过各种途径传染给个人或物种的感染性疾病。如果不加以控制，传染病很容易扩散和传播，造成疾病的流行，成为一种危害人类健康的重大疾病。

病原体的传播过程一般是先由动物传染给人，人再传染给其他人。最早发病的人是源头，也称为"0 号患者"。从人类出现的时候，传染病就已经有了，并且只要有人类存在，传染病就会一直存在，也有可能将来人类不在了，传染病的病原体仍然存在。

在人类历史上，鼠疫（黑死病）、霍乱等烈性传染病给人类带来了巨大的灾难。如鼠疫首次流行时，人类死亡总数近1 亿。西班牙流感于 1918 年 7 月底暴发，造成了 2000 万至 4000 万人死亡，1957 年至今已经暴发 5 次流感大流行。1817 年至今，发生过 7 次霍乱大流行，导致了人员的大面积伤亡。1978 年，出现第一例艾滋病患者，至今未找到很好的治疗方法。20世纪中期以后，传染病依旧没有消失，如埃博拉、SARS、禽流感等。时至今日，传染病依旧能够在人间胡作非为。

2. 什么是新突发传染病？

新突发传染病主要包含新发现的传染病和再发传染病。新发现的传染病是指造成地区性或国际性公共卫生问题的新识别的和以往未知的传染病。再发传染病是指传播水平已降低到不再成为公共卫生问题的传染病又重新恢复到具有流行程度和传播状态的疾病。

3. 新突发传染病有什么特点？

首先，它的出现具有不确定性，何时何地发生何种，我们都难以预测。许多新发传染病起病急，会突然在某个区域出现大量的病例，早期发现及诊断较为困难，人群普遍缺乏免疫力，也缺乏特异性防治手段，也就是没有"特效药"，因而在疾病流行早期传播快，病死率比较高。

其次，它普遍传染性强，传播方式复杂。如果在早期没能快速反应控制传播，极容易造成暴发流行。比如新型冠状病毒感染，在短短的 1 ~ 2 个月，累计确诊病例高达几万人，其传播方式包括飞沫传播、密切接触传播、气溶胶传播和粪－口传播等。

第三，它与动物关系密切，实际上，在过去一个世纪发现的新疾病中，70%的源头都是动物。曾肆虐西非的埃博拉病毒，最初是一名几内亚男童被感染埃博拉的蝙蝠咬伤后，病毒经由他的家人传播开来。艾滋病病毒的传播，则可能与有人进食受感染的野生黑猩猩有关。还有甲型 H1N1 猪流感、甲型 H5N1 禽流感，听名字就知道这些疾病与动物的关系。

最后一点，由于缺乏特效治疗，新突发传染病的病死率较高，危害较大。比如甲型 H5N1 禽流感病死率可高达 60%，埃博拉出血热病死率为 50%～90%。

4. 科技飞速发展，传染病却无法消灭，为什么？

时至今日，传染病依旧能够在人间胡作非为，主要有以下几个方面的原因。

首先，可能是由于人类自身的发展。人类在自然中不断扩张领地，开拓开荒，进入原始森林，因此接触到很多新型病原体。

其次，可能是由于当前人们对于药物的使用还不够规范，长期反复使用一些药物导致病毒出现了耐药性，最终导致传统传染病死灰复燃。与此同时，这些病菌也在进化发展、适应环境，甚至可能进化成为超级细菌，使得旧病更加难以治愈。

在人类对传染病的控制中，最为重要的并不是当传染病发生后再进行的治疗、防控，而是在传染病出现之前将人类自身的免疫力提高，即通过主动免疫的方式来预防，其中疫苗接种是主要方式，如我们熟悉的天花疫苗、流感疫苗等。但这种主动免疫的方式绝大多数情况下，需要人类在传染病发生前就已经掌握可以预防的疫苗。

当没有针对病毒的疫苗甚至特效药时，人类便会处在随时被感染的风险当中。

5. 如何减少新突发传染病的发生和蔓延?

首先，要减少与野生动物的接触，避免感染新发传染病，但是我们恐怕无法避免与家畜和家禽有关的传染病，如禽流感，因此需要研发疫苗。其次，要加强对各种动物发生传染病的检测工作，及早发现有可能对人类造成威胁的病原体，加以防范。

在疾病发生时，阻止新发传染病传播及蔓延的最有效手段是严格控制传染源，早诊断、早隔离。对于所有原因不明的传染性肺炎和出血性发热疾病都要提高警惕，先隔离患者，后检查病原体。因为查明新发病原体有时需要数周才能完成，这段时间正是阻断新发传染病的黄金时期。

及时进行疫情上报，不仅是将现有已知的传染病进行上报，更应对未知的传染性疾病引起足够的重视，并对患者进行积极的救治，一定程度给予减免费用，这将有助于患者早期求医，阻断疫情传播。

加强公共卫生宣教，倡导戴口罩、勤洗手、文明打喷嚏等习惯，同时注意饮食健康，加强体育锻炼等，提高自身免疫力。

【小贴士】

国际关注的突发公共卫生事件的历史，
一共有七次，均为传染病引起

2003 年的暴发的非典疫情给世界敲响了警钟，随着交通越来越便利，人群在国际流动的速度越来越快，未来的传染病的发生将不再局限于一个国家之内，而是会迅速蔓延到全世界。因此，公共卫生安全需要世界各国通力合作，迅速响应，才有可能实现有效的控制。2005 年，世界卫生大会修订了新的条例《国际卫生条例（2005）》，提出了"国际关注的突发公共卫生事件"的概念，一旦宣布，世界卫生组织（WHO）就会敦促世界各国正视相应的疾病风险，准备加强防控、病例隔离以及应急措施等事宜。

自从该条例推出以来，WHO 一共宣布过 7 次国际关注的突发公共卫生事件，它们是——

第一次：2009 年的 H1N1 猪流感大流行。该流行病最早在美国大面积暴发，随后蔓延了 214 个国家和地区。

第二次：2014 年野生型脊髓灰质炎病毒疫情。2014 年，该疫情在亚洲、非洲的许多国家流行，好在我国普遍接种脊髓灰质炎疫苗，没有受到影响。

第三次：2014 年西非埃博拉病毒疫情。2014 年，几内亚、利比里亚、塞拉利昂陆续暴发埃博拉疫情，其他非洲国家也报告了埃博拉病例，影响十分巨大。

第四次：2015—2016 年寨卡病毒疫情。2015 年，美洲地区有 25 个国家报告了寨卡病毒感染的病例，这场流行延续到了 2016 年，巴西密集出现了新生儿小头症病例和其他神经系统病变，这些症状被认为和寨卡病毒有关。

第五次：2018—2019 年刚果埃博拉疫情。截至 2018 年 7 月 WHO 作出宣布时，刚果（金）已经报告了 2500 例感染病例，死亡近 1670 例，后来又一直延续到 2019 年。

第六次：2020 年新型冠状病毒肺炎疫情。2020 年 1 月 30 日宣布新型冠状病毒感染的肺炎疫情已构成国际关注的突发公共卫生事件，到 2023 年 5 月 5 日取消，持续了 3 年的大疫情，可见影响时间之长、影响范围之广，都是史无前例的。

第七次：2022 年猴痘疫情。2022 年 5 月 7 日，英国首先报告了猴痘病例，随后猴痘病毒迅速传播到欧洲其他国家，进而流传到美洲、亚洲……

参考文献

张昕 . 传染病护理学 [M]. 北京：科学出版社，2022.

鼠疫：改变历史的黑死病

1. 什么是鼠疫？为什么这种疾病被称为"黑死病"？

鼠疫是一种由鼠疫杆菌借鼠蚤传播为主的烈性传染病，是广泛流行于野生啮齿动物间的一种自然疫源性疾病。临床上主要表现为发热、严重毒血症症状、淋巴结肿大、肺炎、出血倾向等。鼠疫的传染性强，病死率高，近年来由于抗生素的及时应用，病死率已降至 10% 左右。

鼠疫杆菌在外界环境中抵抗力弱，对光、热、干燥及常用化学消毒剂均敏感，日光直射 4～5 小时、在 55 ℃的条件下加热 15 分钟或 100 ℃的条件下加热 1 分钟即可杀灭病菌，苯酚、甲酚皂、含氯消毒剂、紫外线均可将其灭活。但病菌在潮湿、低温环境有机物内存活时间较久，在痰和脓液中可存活10～20天，在蚤粪中可存活 1 个月，在尸体中可存活数周至数月。

鼠疫在世界历史上曾有多次大流行，意大利文艺复兴时期人文主义先驱薄伽丘在 1348—1353 年写成的《十日谈》引言中提到，佛罗伦萨严重的疫情源头就是鼠疫，在书中该病被称为"黑死病"。因为患者会出现大块疼痛的黑死肿块，并且会渗出血液和脓汁，受感染的人会高烧不退且精神错乱，无数人在感染后的 48 小时内死亡。

在过去抗生素还没有被发明出来的年代，一旦出现鼠疫，人类付出的代价几乎就是"屠城"，据估计，中世纪欧洲大约有三分之一的人死于黑死病。

2. 你知道鼠疫的三次大流行吗？

（1）第一次大流行——查士丁尼瘟疫

公元 541 年从埃及发端的查士丁尼瘟疫是欧洲的第一次鼠疫大流行。这次瘟疫导致拜占庭帝国失去了接近一半的人口，并在后续 200 年内反复肆虐，据保守估计，200 年内至少杀死了 2500 万人。

（2）第二次大流行——欧洲"黑死病"

黑海边有一个小城市费奥多西亚，这个城市在 600 多年前有另一个传奇的名字：卡法，黑死病的起源之城。1343 年，一艘卡法的商船从水路离开，前往西西里，给整个欧洲带来了黑死病，3 年内就杀死了欧洲超过 30% 的人。此后，黑死病几乎每 15 ~ 20 年就在欧洲出现一次，最后一次黑死病是 1665 年在伦敦暴发，杀死了 17% 的伦敦人口。

在第二次大流行中，法国发明了后来广泛流传的"防瘟疫制服"，也就是那身鸟嘴加皮衣的行头，虽然防护效果非常有限，但看到这样的衣服，人们就知道，黑死病要来了。

（3）第三次大流行——云南鼠疫

1855年中国云南首先发生了大型鼠疫，那时部分云南人口迁移到两广，之后鼠疫不断小规模暴发，1894年在广东暴发，传至香港，经过航海交通，最终散布到所有有人居住的大陆，据估计，在中国和印度就有约1200万人死亡。此次全球大流行一直持续至1959年才正式结束。

1910年东北大鼠疫是这些鼠疫大流行中的异类，在治疗过程中，伍连德博士发现东北鼠疫不是通过跳蚤传播的腺鼠疫，而是通过呼吸道传播的肺鼠疫。于是，他采用全面隔离、推广口罩的方式，经过100天的奋战，哈尔滨实现了全城无鼠疫，其后一个月内，东北全境鼠疫绝迹，这是人类抗击鼠疫的伟大胜利。

3. 人类是如何感染鼠疫的?

（1）传染源

主要是鼠类和其他啮齿动物，如黄鼠、褐家鼠、旱獭等。鼠疫患者也是重要的传染源。

（2）传播途径

①经蚤叮咬传播：跳蚤先叮咬了携带病毒的鼠类，然后再叮咬人类时，将病菌传播。②直接接触传播：人类可因直接接触患者的痰液、脓液或鼠类的皮、血、肉后，病毒会经破损的皮肤或黏膜进入人体，导致人类被感染。③飞沫或气溶胶传

播：肺鼠疫患者分泌物中的鼠疫耶尔森菌可通过呼吸、咳嗽借飞沫或气溶胶以"人－人"的方式传播。④实验室感染：鼠疫实验室工作人员由于防护不严、操作不当和实验室事故，可通过吸入、锐器刺伤等途径感染鼠疫。

（3）易感人群

人群普遍易感，疫区从事野外工作的人或猎杀、剥食旱獭的猎人、牧民接触染疫动物可能性大，感染的可能性高于一般人群。

4. 鼠疫的流行地区主要是哪里？

中国目前有 11 个鼠疫自然疫源地，占国土面积的 15% 左右，主要集中在西北和华北地区，分别为：①青藏高原喜马拉雅旱獭疫源地；②帕米尔高原长尾旱獭疫源地；③天山山地灰旱獭、长尾黄鼠疫源地；④呼伦贝尔高原蒙古旱獭疫源地；⑤松辽平原达乌尔黄鼠疫源地；⑥甘宁黄土高原阿拉善黄鼠疫源地；⑦内蒙古高原古长爪沙鼠疫源地；⑧锡林郭勒高原布氏田鼠疫源地；⑨滇西山地大绒鼠疫源地；⑩滇西居民区黄胸鼠疫源地；⑪准噶尔盆地大沙鼠疫源地。

多年的鼠疫监测结果表明，动物间疫情连年发生，便利的交通使鼠疫远距离传播的机会增大。目前我国南方的鼠疫主要是腺鼠疫，并且多发生在春夏季节；青藏高原等地区的鼠疫主要是肺鼠疫，多发生于夏秋季节。

5. 感染鼠疫后会出现哪些症状?

鼠疫在临床上可分为腺鼠疫、肺鼠疫、暴发性鼠疫及其他类型鼠疫。潜伏期都比较短,腺鼠疫为 2 ~ 8 天;肺鼠疫和暴发性鼠疫为 1 ~ 3 天。所有类型的鼠疫均可表现为高热、体温可突然升高至 41 ℃、剧烈头痛,重症患者早期即可出现血压下降、意识不清、谵妄等表现。

(1)腺鼠疫

最常见,受侵部位所属淋巴结肿大和剧烈疼痛为其主要特点。最常累及腹股沟淋巴结,其次是腋下、颈部及颌下淋巴结。

(2)肺鼠疫

起病急剧,出现剧烈胸痛、咳嗽、咳大量粉红色或鲜红色血痰、呼吸急促并呼吸困难等,肺部仅可闻及少量散在啰音,其症状与体征不相称。患者可因中毒性休克、呼吸衰竭、心力衰竭等,于 2 ~ 3 天后死亡。

(3)暴发性鼠疫

最凶险,又称败血型鼠疫,病死率高。主要表现为寒战、高热或体温不升、神志不清、谵妄或昏迷,进而发生感染性休克,患者常于发病 1 ~ 3 天后死亡。

(4)其他类型鼠疫

如肠鼠疫、皮肤鼠疫、眼鼠疫、脑膜炎型鼠疫、扁桃体鼠疫等,均少见。

6. 如何诊断鼠疫?

如果患者有以下3种情况，临床应高度怀疑其感染鼠疫。①发病前10天内到过鼠疫流行区，或者长期居住于鼠疫流行区。②发病前10天内接触过来自鼠疫疫区的疫源动物、动物制品，进入过鼠疫实验室或接触过鼠疫实验用品。③发病前10天内接触过临床表现为鼠疫特征的患者，并发生具有类似表现的疾病。

如需确诊，可取患者的痰、血、脑脊液、淋巴液等做直接涂片染色镜检，如可见革兰阴性短粗杆菌，即可确诊。

7. 感染了鼠疫怎么办?

早发现、早隔离和早治疗是预防和救治的关键。

（1）病原治疗

早期、联合、足量使用敏感抗菌药物是降低病死率的关键，首选链霉素治疗，用量根据病型不同、疫源地不同而异。常联合其他类型抗生素治疗，以达到更好的预后，如喹诺酮、多西环素、β-内酰胺类或磺胺类药物等。若因过敏等原因不能用链霉素者，可考虑选用庆大霉素、氯霉素、四环素、多西环素、环丙沙星等。

（2）对症支持治疗

①高热者给予冰敷、温水擦浴等物理降温措施。体温 > 38.5 ℃或全身酸痛明显者，可使用解热镇痛药。②烦躁不安或疼痛者可使用镇静镇痛剂。③切忌挤压腺鼠疫患者的肿大淋巴

结，以防导致败血症发生，可用 5% ~ 10% 鱼石脂冷敷。如肿大的淋巴结软化不能吸收，可切开排脓和引流，但应在使用足量抗菌药物 24 小时以后进行。④保护重要脏器功能，有心力衰竭和休克者，及时强心和抗休克治疗。⑤纠正弥散性血管内凝血（DIC），给予血小板、新鲜冰冻血浆和纤维蛋白原等进行替代治疗，同时给予肝素抗凝。

8. 目前有鼠疫疫苗吗？

目前有鼠疫疫苗，临床通常采用皮上划痕法接种，接种人一般于接种后 10 天产生抗体，1 个月后抗体达到高峰，免疫期为 1 年。

然而，鼠疫是一种自然疫源性传染病，人只有进入特定的地区才有可能会感染发病。现今，鼠疫已经成为一种少见的疾病，所以，鼠疫疫苗只在实验室工作者等高暴露人群中作为辅助的保护措施使用。未来，研究人员正在考虑用给宿主动物接种鼠疫疫苗的办法控制鼠疫。

9. 怎样才能保护自己和他人避免感染鼠疫？

（1）尽量避免去鼠疫自然疫源地旅游，更不要接触啮齿类动物（鼠类、旱獭等）、野生食肉类动物（狐狸、狼、猞猁、鼬等）、野生偶蹄类动物（黄羊、岩羊、马鹿等）、疫源地家养动物（犬、猫、藏系绵羊等），远离旱獭洞穴，不要在鼠或旱獭的洞口周围坐卧停留。

（2）避免与鼠疫患者接触，与可能感染鼠疫的患者接触时，尽量保持1米以上的接触距离，并戴口罩，勤洗手。

（3）采取必要的防跳蚤叮咬措施，如使用驱虫剂，常用驱虫剂一般都可以驱赶跳蚤。

（4）进入鼠疫疫源地后，禁止私自捕猎染疫动物、剥食疫源动物、私自携带疫源动物及产品出疫区等行为。

（5）不要接触病死小动物。

（6）规律作息，积极锻炼，保持良好的免疫力是关键。

（7）如果曾去过疫区，应持续2周自测体温，如果突然出现发热、寒战、淋巴结疼痛、咳嗽、咯血或出血等任一症状，应当立即就医并告知医生疫区旅行史，早期抗生素治疗效果较好。

10. 正确看待网红动物——旱獭！

旱獭，俗称土拨鼠。这种小动物在目前的互联网上被严重美化了，起因是一个国外的恶搞配音视频，再加上土拨鼠看起来呆萌呆萌的，大家对它好感剧增，甚至想抱回家养。

借着这股风向，国内外很多地区把旱獭当成了"网红风景"，甚至以旱獭作为卖点吸引游客过去。

然而，野生的土拨鼠绝对是可怕的存在！土拨鼠自古以来就是鼠疫的宿主，也就是鼠疫的重要传染源。美国疾病控制与预防中心（CDC）在对于鼠疫的宣传中也把各类土拨鼠列为头等大敌。所以，敬爱生命，请远离土拨鼠！

【小贴士】

养仓鼠安全吗？是否会感染鼠疫？

仓鼠喜欢卖萌耍赖，放在手上手感也很不错，一直是许多人心仪的宠物，但是有人会担心，养仓鼠是否会染上鼠疫？一般情况下，家养仓鼠不是来自疫区，所以感染问题不大，不用过分担心。野外仓鼠或许携带致病菌，但是家养仓鼠从生至死，无论是饮食还是繁殖后代，都是在人工干预的情况下完成的，这样的仓鼠是不可能带有鼠疫杆菌的。然而，在饲养仓鼠时，也要做好预防其他细菌感染的可能，和仓鼠互动完后要及时洗手，做好仓鼠的清洁卫生。

参考文献

[1] Bennasar-Figueras A. The Natural and Clinical History of Plague: From the Ancient Pandemics to Modern Insights[J]. Microorganisms，2024，12（1）：146.

[2] Johnson S. The Ghost Map: The Story of London's Most Terrifying Epidemi—and How It Changed Science, Cities, and the Modern World[M]. NewYork：Riverhead Hardcover，2006.

霍乱：病从口入的甲类传染病

1. 什么是霍乱？

霍乱是由霍乱弧菌引起的烈性肠道传染病，临床表现轻重不一，典型病例表现为剧烈呕吐、脱水、微循环衰竭、代谢性酸中毒和急性肾衰竭等，病情严重。霍乱若不及时治疗，常易导致死亡，在我国属甲类传染病。

霍乱弧菌的两个生物型，即古典生物型及埃尔托生物型，在形态和血清学方面几乎一样，两种霍乱弧菌感染者的临床表现和防治措施基本相同，现已无霍乱和副霍乱之分，均称为霍乱。

霍乱弧菌有耐热的菌体 O 抗原和不耐热的鞭毛 H 抗原。H 抗原为霍乱弧菌所共有，O 抗原有群特异性和型特异性两种，是霍乱弧菌分群和分型的基础。根据 O 抗原的不同，分为 200 多种血清群。其中 O1 及 O139 血清群部分菌株因携带霍乱毒素，曾多次引起霍乱暴发和流行。

霍乱弧菌经干燥 2 小时或在 55 ℃的条件下加热 10 分钟后

即可死亡，煮沸立即死亡，接触：10 000 ~ 1:5000盐酸或硫酸、1:3000 ~ 1:2000升汞、1:50 000高锰酸钾数分钟后即可被杀灭，在 0.1% 含氯石灰中 10 分钟即可死亡。霍乱弧菌在正常胃酸中能生存 4 分钟，在未经处理的粪便中可存活数日。在同样条件下，霍乱弧菌比其他细菌生存时间更长。

2. 你知道霍乱的七次大流行吗？

19 世纪最让人头疼的疾病就是霍乱，它被称为曾摧毁地球的最可怕的瘟疫之一。

（1）第一次大流行

1817—1823 年，印度加尔各答威廉要塞在一个月内有 25 000 人感染，超 4000 人死亡，随后往西传至阿拉伯地区和地中海沿岸。

（2）第二次大流行

1827—1837 年，由阿富汗传至俄罗斯，然后扩散到德国、英国，整个欧洲地区都有疫情发生，且在 1832 年，霍乱还漂洋过海到达北美。

（3）第三次大流行

1846—1863 年，霍乱到达北美后风卷残云、肆虐八方，1854 年，仅在美洲一带，霍乱每天就会造成 3 万多人死亡。但同年，英国内科医生用标点地图的方法研究了当地水井分布和霍乱患者之间的关系，发现霍乱暴发可能和污染的水有关。这次事件被后世认为是流行病学的开端。

（4）第四次大流行

1863—1875 年，霍乱由埃及传到英国，围绕地中海地区传播。

（5）第五次大流行

1881—1896 年，刚开始在地中海沿岸局部发现疫情，随后传至德国和俄国。

（6）第六次大流行

1899—1923 年，此次流行西至西欧和匈牙利，东至中国、日本、朝鲜和菲律宾。中国在此次流行中疫情非常严重，伴随着两次鼠疫，造成超过 76 000 人死亡。

从 1817 年到 1923 年的百余年间，霍乱 6 次大流行，造成的损失难以计算，仅印度死者就超过 3800 万。而这次发生在亚、非、欧、美、澳等地的第六次大流行是古典生物型霍乱弧菌引起的，其主要源于印度，因此欧洲人称之为印度霍乱或欧洲霍乱。

（7）第七次大流行

这次大流行与前 6 次不同的是，本次霍乱流行是由埃尔托生物型霍乱弧菌引起，菌源的变化导致流行病学防控更加困难，也造成了世界范围内更大面积的感染。1961 年，从印尼苏拉威西岛向周边地区蔓延，波及 140 多个国家，报告病例至少有 350 万例。直到今日，全球每年仍约 10 万人死于霍乱。

21 世纪以来，武汉青山区疾病预防控制中心曾于 2010 年从长江水分离出 O1 群小川型霍乱弧菌；武汉东西湖区疾病预防控制中心也曾于 2014 年在水产品中检出 O43 群霍乱弧菌非流行株。

3. 人类是如何感染霍乱的？

（1）传染源

患者与带菌者是霍乱的传染源。典型患者的吐泻物含菌量甚多，对疾病传播起重要作用。大约 75% 的感染者无任何症状，但是在感染后 7 ~ 14 天，霍乱弧菌可随粪便排泄到环境中，是危险传染源，轻型患者不易检出，也是危险传染源。潜伏期带菌者尚无症状，而恢复期带菌者排菌时间一般不长，两者作为传染源的意义居次要地位。

（2）传播途径

主要借水传播，污染的食品、手及苍蝇等对传播疾病也起一定作用。

（3）易感人群

人群普遍易感。在新感染区，成人比儿童更易受感染；在老疫区，儿童发病率较成人高。病后再次发生严重感染者少见。

4. 霍乱的流行地区主要是哪里？

霍乱弧菌的孳生传播与印度人对恒河的迷信有很大关系。全长 2500 多公里的恒河是印度文明的发源地之一，被印度教徒视为最神圣的河流。每年 1 ~ 3 月，恒河与亚穆纳河的汇合处会举行沐浴节，数十万朝圣者沉浸在河中，洗涤身上和心灵的污秽。不仅如此，印度教徒还将死者的骨灰撒到恒河里，他们相信死者能够通过这样的方式直接升到天河里。这样一来，恒河就变得脏乱不堪，成为世界上最肮脏的河流之一，也是水生霍乱弧菌孳生的温床。

和许多传染病病原体一样，霍乱弧菌的活动范围原本并不是全球，而只是一个地区。在几千年的时间里，它在印度的水域中安然生活，不时作乱，放倒一些逐水而居的人。它就像其他演化了许多年的古老微生物一样，毒性变得温和，但传染性越来越强。1817 年，恒河水泛滥，霍乱弧菌蔓延到印度内陆，进而传播至东南亚地区。

19 世纪，霍乱在天灾和海运的支持下，顺水走向了世界。这是霍乱第一次走出印度，成为世界范围内的流行性疾病。

在我国，霍乱流行季节为夏秋季，以 7 ~ 10 月为多。流行地区主要是沿海一带，如上海、广东、浙江、江苏等省份。

5. 感染霍乱后会出现哪些症状？

霍乱潜伏期大多为 1 ~ 3 日，短者数小时，长者 7 日。霍乱起病急，少数患者在发病前 1 ~ 2 日有头昏、疲劳、腹胀、轻度腹泻等前驱症状。古典生物型与 O139 型霍乱弧菌感染者症状较重，埃尔托生物型多为轻型或无症状者。

霍乱典型病例病程可分为 3 期：①泻吐期：绝大多数患者

以急剧腹泻、呕吐开始。腹泻为无痛性，少数患者可因腹直肌痉挛引起腹痛，无里急后重感。大便开始为泥浆样或水样，带粪质；后迅速变为米泔水样或无色透明水样，无粪臭。呕吐多在腹泻后出现，常为喷射性和连续性，呕吐物先为胃内容物后为清水样，严重者可为米泔样，轻者无呕吐，此期持续数小时，甚至 1 ~ 2 日。②脱水期：因频繁的腹泻、呕吐，大量水、电解质丢失，患者迅速出现脱水和微循环衰竭。此期一般持续数小时，甚至 2 ~ 3 日。③恢复期：患者脱水得到及时纠正后，多数症状消失，继而恢复正常。

根据临床表现，霍乱可分为 5 型，在有症状的患者中，80% 患者表现为轻度或中度，20% 表现为急性水样腹泻，伴有严重脱水。

（1）无症状型

感染后无任何症状，仅呈排菌状态，排菌期一般为 5 ~ 10 日，个别人可迁延数月或数年，成为慢性带菌者。

（2）轻型

患者微感不适，每日腹泻数次，大便稀薄，一般无呕吐、脱水表现，尿量无明显减少。

（3）中型

呕吐次数较多，每日达 10 ~ 20 次，大便呈米泔水样，有一定程度的脱水，24 小时尿量在 500 mL 以下。

（4）重型

吐泻频繁，脱水严重，血压低，尿极少或无尿。

（5）暴发型

亦称干性霍乱，此型罕见。患者起病急骤，不待泻吐出现，即因循环衰竭而死亡。

6. 如何诊断霍乱？

可疑病例诊断：①在没有霍乱的地区，一名 5 岁以上患者出现严重脱水或死于急性水样腹泻；②在霍乱流行区，一名 5 岁以上患者出现急性水样腹泻，伴有或不伴有呕吐。

从腹泻患者粪便标本中检出霍乱弧菌 O1 和 O139 即可确诊。

7. 感染了霍乱怎么办？

感染霍乱后需严格隔离、加强护理，并进行补液、抗菌等对症处理。

（1）隔离

确诊病例及疑似病例分别隔离，彻底消毒排泄物。症状消失后，粪便连续两次培养阴性方可解除隔离。

（2）补液治疗

霍乱治疗抢救中，补液是首要措施，大部分患者可通过口服补液盐缓解症状，也可通过静脉补液维持水及电解质平衡。

（3）抗菌治疗

应用抗菌药物控制病原菌后可缩短病程，减少腹泻次数。

目前常用药物为环丙沙星、诺氟沙星，或是多西环素。

（4）对症治疗

纠正酸中毒、低钾血症和心力衰竭等。

8. 目前有霍乱疫苗吗？

目前认可的口服霍乱疫苗有两种，Dukoral（英国和瑞典生产）及 Shanchol（印度生产），两者均为全细胞灭活疫苗，分两剂口服，间隔 7 天。WHO 认为，在霍乱地方性流行区及暴发霍乱地区，可通过口服霍乱疫苗发挥短期保护效果。

9. 怎样才能保护自己和他人避免感染霍乱？

预防霍乱的方法简单有效，主要是注意饮食卫生和个人卫生，"把好一张口"，预防病从口入，做到"五要五不要"。

五要：饭前便后要洗手，各种食品要煮熟，隔餐食物要热透，生熟食品要分开，出现症状要就诊。

五不要：生水未煮不要喝，无证餐饮不光顾，腐烂食品不要吃，暴饮暴食不可取，未消毒（霍乱污染）物品不要碰。

在发生霍乱的地方，群众应自觉停止一切宴请聚餐，防止疾病的流行。另外，去到霍乱高危地区，可提前使用霍乱疫苗进行预防，以有效阻止霍乱的发生，减轻疾病症状，从而避免霍乱导致的死亡。此外，霍乱疫苗还可以预防产毒性大肠杆菌引起的"旅行者腹泻"。

目前我国的霍乱疫苗仅有一种，即口服重组 B 亚单位 / 菌体霍乱疫苗（肠溶胶囊），临床试验表明人群接种霍乱疫苗 6 个月和 3 年后，其保护率分别为 85% 和 50%，尤其是 3 年后，该疫苗的保护作用会进一步下降。初次接种霍乱疫苗者应接种 3 次，分别于第 0、第 7、第 28 天各接种 1 次。

有高热、严重传染病（如艾滋病、活动性肺结核）的患者，不能接种；2 岁以下婴幼儿不能接种；对霍乱疫苗中任一成分过敏者，或服用霍乱疫苗后曾出现严重不良反应者，应停止接种。

【小贴士】

小心！野外泉水、溪水并不安全

霍乱患者的排泄物及呕吐物都带有大量的霍乱弧菌，在没有现代给排水系统前，这些排泄物和呕吐物通常都会有一部分流入当地的水源。然后，霍乱弧菌就会感染那些取水、饮水的人。目前，人类现代社会的给排水系统，都是针对霍乱等疾病设立的。每个城市地下密密麻麻的水管，都在保护着城里的所有人类，是你今天看不到霍乱患者的重要保障。自来水厂覆盖之地，没有霍乱传播的可能，霍乱弧菌只能在野外存活。

很多旅游者都觉得野外那片泉水、溪水比城市自来水还干净，然而这些水里面都可能有霍乱弧菌，或是野外动物排出来的病原体。2020 年及 2021 年，中国霍乱报告发病分别为 5 例和 11 例，所有发病者都是因为去过野外，无意间手部接触到了霍乱弧菌而被感染的。所以，在城市里，你是安全的，城市管理委员会帮你切断霍乱弧菌的一切感染渠道。如果你要去野外，记得喝热水，不要用野外的泉水、溪水等清洗水果然后吃下，所有食物都要加热后食用！

参考文献

[1] 疾病预防控制局 . 2021 年全国法定传染病疫情概况 . [EB/OL].（2022-4-22）[2024-7-3]http://www.nhc.gov.cn/jkj/s3578/202204/4fd88a291d914abf8f7a91f6333567e1.shtml.
[2] 疾病预防控制局 . 2020 年全国法定传染病疫情概况 . [EB/OL].（2021-3-12）[2024-7-3]http://www.nhc.gov.cn/jkj/s3578/202103/f1a448b7df7d4760976fea6d55834966.shtml.

炭疽：被用做生物战剂的传染病

1. 什么是炭疽？为什么炭疽杆菌能被用做生物战剂？

炭疽是由炭疽杆菌引起的人畜共患急性传染病。因其可引起皮肤等组织发生黑炭性坏死，故名为炭疽。人通过接触牛、羊、马等病畜或病畜皮毛，或吸入带芽孢的尘埃，或食用受污染的食物而感染。通过接触、吸入、食用等方式分别发生皮肤炭疽、肺炭疽、肠炭疽，严重者可继发炭疽性脑膜炎、炭疽性败血症，病死率高。

炭疽杆菌是一种做生物武的器原材料。一是因为传播途径广，炭疽是人畜共患的传染病，也就是说，其传播不止拘泥于人这单一载体，动物也可以传播这种疾病。二是炭疽杆菌生存力强，炭疽可以形成芽孢，芽孢在菌体的中间形成，所以也叫内芽孢，芽孢是细菌的休眠体，营养条件不好时形成，能耐受多种极端条件，可存活很长很长的时间，甚至长达数百万年。这也是炭疽这种疾病虽然古老，但是一直未曾消失的原因。三是"毒性"强，炭疽杆菌在入侵机体后生长繁殖，通过形成荚膜，增强细菌抗吞噬能力，引起感染乃至败血症，产生的毒素有水肿毒素、致死毒素两种，其毒性作用主要是直接损伤微血管的内皮细胞，损害肾脏功能，干扰糖代谢，使血液呈高凝状态，形成休克和弥散性血管内凝血，快速凝固体内的血液，最后导致机体死亡。

2. 令美国谈之色变的炭疽炸弹究竟是什么？

2001 年 9 月 18 日，五封信件从新泽西州寄往美国几大重要的传媒机构，9 月 25 日，美国全国广播公司的一名员工收到了第一封信，她打开信件发现里面就只有一张纸条，上面贴心地让她使用青霉素。但是她把信封放在一旁，不以为然，然而她却不知道，一种致命的病毒从信封里逃逸了出来，并感染了她。5 天过后，她开始发低烧，且出现了严重的皮疹，部分皮肤像碳一样发黑，随后就住进了医院。10 月 7 日，第二位患者住进了医院，医生在他的鼻腔中发现了炭疽杆菌，紧接着，受害者越来越多，截至 10 月中旬，感染炭疽的患者已经达到了 12 人。美国联邦局将这一案件命名为"美国炭疽袭击事件"。

与此同时，第二批炭疽信件悄然上路，这次的目标是民主党的两名参议员，和上次不同，这次的信件比较精致，信中携带的 1 克炭疽粉末纯度极高，杀伤范围极广，一封信件被议员的助手打开，一封导致邮政人员死亡，最终死了 5 人，至于谁是这场恐怖袭击的始作俑者，至今没有一个准确的说法。为了平息这场事件，美国拨款 10 亿美元，光是清洁邮政中心，就耗时 26 个月，花费 1.6 亿美元。

3. 炭疽杆菌到底有多可怕？

美国国会技术评估办公室 1993 年的一份评估报告表示，如果在华盛顿特区逆风释放 100 kg 雾化的炭疽杆菌芽孢，可导致13 万 ~ 300 万人死亡。当然，牲畜和野生动物也无法幸免。炭疽所向，一片死寂。

4. 有没有方法可以处理掉炭疽芽孢？

有，但是自然界中一直存在炭疽芽孢，是没有好的方法完全清除的。直接日光暴晒 100 小时、煮沸 40 分钟、140 ℃的条件下加热 3 小时、110 ℃高压蒸汽 60 分钟，以及浸泡于 10%甲醛溶液 15 分钟、5% 新配苯酚溶液和 20% 含氯石灰溶液数日以上，才能将炭疽芽孢杀灭。

从俄罗斯冻土中复苏的超级细菌，也在冻土中活了不知多少年月。因为天气炎热导致西西伯利亚的冻土层融化，进而露出了 75 年前一场大瘟疫中死去的驯鹿尸体，尸体上的炭疽杆菌就这么被释放出来，导致当地暴发了一场大型炭疽疫情，除了当地人群外，还有将近 1500 头驯鹿死亡。俄罗斯动用了军队、防疫人员来处理。

英国在二战时（1942 年）进行了一项实验，在一个小岛（格鲁伊纳岛）上投放了炭疽生化武器，结果彻底污染了该岛，进行实验的 50 个人全部死亡。最后在 1986 年下定决心处理该岛时，英国用了 280 吨甲醛杀灭岛上的炭疽杆菌，并且把岛上被污染最严重的土壤全部换掉，才得以平息此次炭疽疫情。

5. 人类是如何感染炭疽的？

炭疽杆菌一般不会直接感染人类，它主要在食草动物中流行，如人们常接触的牛、羊、马等。而人类接触了这些被感染的动物，才会被传染上炭疽。所以，人类感染炭疽的主要传染源是患病的牛、马、羊、骆驼等食草动物，狗、狼可因吃病畜肉感染，猪可因吃染菌青饲料感染，属于次要传染源。炭疽病患者的分泌物和排泄物同样具有传染性。

三种主要疾病类型跟接触细菌的方式有关——经皮肤接触、吸入或者误食，分别引起的是皮肤炭疽、肺炭疽和肠炭疽。

（1）经皮肤接触传播

完整的皮肤是不会感染炭疽杆菌的，只有皮肤上有伤口时才会感染，哪怕是很微小的伤口。通过这个途径感染的人群主要是和畜牧业有关的人员，如动物饲养人员、动物屠宰人员、食品加工人员及兽医等。

（2）吸入性感染

因为吸入了炭疽芽孢污染的尘埃和气溶胶而感染。

（3）经口感染

主要因摄入被炭疽杆菌污染的食物而感染，与饮食习惯和食品加工有关。

6. 感染炭疽杆菌后会出现哪些症状?

炭疽主要有三种临床类型: 皮肤炭疽、肺炭疽和肠炭疽。其中肺炭疽的死亡率高达90%。

(1) 皮肤炭疽

最常见的类型,高达全部炭疽病例的90%。最开始,患者的皮肤会出现小丘疹,然后小丘疹上会长出小水疱,慢慢地水疱会坏死形成溃疡创面,接下来,溃疡上会结出黑色的痂,而后黑痂周围的皮肤会变红或者水肿,最后,黑痂脱落,形成瘢痕组织。

(2) 肺炭疽

有流感样的症状,表现为低热、疲乏、全身不适、咳嗽,持续48小时左右,然后突然发展为一种急性病症,出现呼吸窘迫、气急、喘鸣、咯血等。

(3) 肠炭疽

少见。由于吃了携带炭疽杆菌的食物而被感染,患者会出现呕吐、剧烈腹痛、腹泻、发热等症状。呕吐物中可能会带有血丝,腹泻呈水样便,严重时会出现暗红色、咖啡色或黑色样便。

7. 如何诊断炭疽?

炭疽杆菌是显微镜下最有特色的细菌之一,基本上可以只凭涂片染色结果——革兰染色阳性、竹节样长杆菌、有芽孢直接下判断。

除了革兰染色之外，还有一种常用的、简便易行的鉴定炭疽杆菌的手段——串珠试验，可以将其从其他需氧芽孢杆菌中区分出来。串珠试验即在适当浓度的青霉素（0.05 ~ 0.5 IU/mL）作用下，炭疽杆菌细胞壁肽聚糖的合成被抑制，使菌体膨大，形成大而均匀的圆球状，类似串珠。

8. 人得了炭疽应该怎么办？

首先，人得了炭疽后也是有传染性的，感染者的分泌物和排泄物中也有炭疽杆菌，所以，如果确诊或者疑似为炭疽，一定要隔离直至痊愈，在隔离期间患者的分泌物和排泄物需要采用特殊的方法消毒灭菌，杀灭其中的炭疽芽孢。

其次，炭疽有致命的危险，所以一定要及早治疗，炭疽杆菌对青霉素敏感，临床首选青霉素抗菌治疗，同时也可以采取其他的支持治疗，如吸氧、补液、补充营养、维持水及电解质平衡等。

炭疽目前虽然有药可治，但是因为其病情凶险，所以还是有死亡病例发生，故应早发现、早诊断、早治疗。

9. 我们应如何预防炭疽？

我们应从传染病学三要素（传染源、传播途径、易感人群）的角度出发。

（1）控制传染源

因为这是自然疫源性疾病，没办法消灭全部传染源，所以，要控制住出现疫情的牲畜、人群，进行隔离和无害化处理，不让其扩大（进而使得传染源扩大）。病畜死亡后立即焚毁深埋。

严格隔离患者，患者的废弃物必须焚毁，所有受到污染的物品尽可能焚毁。患者死后，其口、鼻等腔道口均应用含氯消毒剂浸泡过的棉花或纱布塞紧，尸体用消毒液浸泡过的床单包裹、火化。

（2）切断传播途径

对于城市里的人们，要注意从炭疽传播的三个途径来做预防。

①皮肤炭疽：处理生肉或者接触家畜的时候一定要注意自身是否有伤口，哪怕是细小的伤口也要非常小心，炭疽的主要传播方式之一是经皮微伤口进入体内。②肺炭疽：通过气溶胶传播，一般情况下直接吸入传染比较少见，但是在皮毛加工厂、肉联厂等场所，需要佩戴口罩。③肠炭疽：注意不要生食牛羊肉，由于炭疽芽孢的耐热力比较强，所以，不食用来历不明和未经检验检疫的牲畜肉也是非常重要的，要养成处理生肉后及时洗手的习惯。

（3）保护易感人群

饲养员、兽医、皮毛加工者、肉联厂工作人员、生肉销售者及疫区人群应采取防护措施，穿工作服，戴口罩与手套。每年还应接种炭疽杆菌减活疫苗 1 次，采用皮上划痕法，连续接种 2 ～ 3 年。

10. 我们还能安心地吃牛羊肉吗？

对于普通大众来说，不必恐慌，买肉去正规的场所，购买检疫合格的安全食物，烹饪时煮熟、煮透即可放心食用。病死的牛、羊肉及来源不明的肉制品不能食用，如发现有不明原因病死的牛、羊，要及时报告当地畜牧部门处理。

【小贴士】

炭疽所致的尸体禁止解剖

炭疽这种病容易发生在吃草动物的身上，牛、羊最容易感染，是个土源性传播的疾病。得病的动物会有败血病症状，如七窍流血、尸体僵硬，血液呈现煤焦油的状态，脾脏肿大2～5倍，切开来像樱桃的颜色等，非常吓人。所以一定要谨记，这种病最好不要解剖，因为炭疽杆菌是一种芽孢杆菌，就是它的菌体里面有芽孢，俗称种子。普通的细菌，暴露了就容易死，或者开水煮一煮就死了，但是芽孢不一样，它有着厚厚的保护层，以至于能在土里存活二十年以上。一旦解剖了，那个地方就会成为疫源地，很容易造成他人感染，并迅速蔓延！

参考文献

[1] 张文宏 . 听张文宏说传染 [M]. 北京：中信出版社，2020.
[2] Ryan J R. 生物安全与生物恐怖：生物威胁的遏制和预防（第二版）[M]. 北京：科学出版社，2020.

非典：瘟疫与人类的生存战

1. 什么是非典？

严重急性呼吸综合征（SARS）在发现之初被称为传染性非典型肺炎，简称非典，是一种由SARS冠状病毒（SARS-CoV）引起的急性呼吸道传染病，为法定传染病乙类首位，但规定按甲类传染病进行报告、隔离治疗和管理。

本病为呼吸道传染性疾病，主要传播方式为近距离飞沫传播或接触患者呼吸道分泌物传播。非典的病原微生物主要是SARS病毒，属于RNA病毒，跟曾经流行的新型冠状病毒有一定的近亲关系。由于RNA病毒特别容易发生变异，所以目前没有专门对SARS有作用的疫苗。

2. 你了解 SARS 病毒的起源吗？

第一个SARS病例报告出现于广州佛山，从2002年11月26日到2003年1月，先后有11个病例在广东省的不同地方出现。

他们表现出相似的临床症状，高热、咳嗽、呼吸困难、胸片显示双肺阴影，部分患者出现了呼吸衰竭。糟糕的是，使用针对细菌感染的各种抗生素均不见效。

专家们把这种不明原因的传染病称为非典型肺炎。最早与 SARS 患者接触的一些人很快被传染，如亲属、医生和护士。

在 2003 年的 2 月底，广州的一名医生前往香港参加亲属的婚礼，入住九龙的京华酒店。与此同时，一名美国商人、一对来自加拿大多伦多的夫妇、三名新加坡游客也入住了这家酒店的同一层楼。当时这位医生并没有意识到自己被 SARS 感染了，到了香港之后很快就进了医院。而另外的几名住客在离开香港后，也分别在河内、多伦多和新加坡住进了医院，之后，非典在这些国家和地区相继暴发。

2003 年春节前后，SARS 开始从广东省蔓延至全国的其他省份。

根据前期的流行病学调查，最早的 11 个病例大多和野生动物有接触史。他们或是野生动物的运输者，或是野生动物的交易人员，或是餐馆的厨师、服务员。这样一个线索告诉我们，SARS 病毒很可能和野生动物有关。

顺着这条线索，科学家们首先瞄准了广东野生动物市场，并很快就在市场上的果子狸体内分离和检测到了和 SARS 病毒完全一样的病毒。但后来经过仔细研究，发现中国北方的果子狸身上并未携带 SARS-CoV，只有广东地区那年冬天的果子狸身上携带着这类病毒。这表明果子狸可能只是病毒的一个中间宿主，它可能是被中华菊头蝠感染，从后者身上得到了这种病毒。总之，寻找 SARS 病毒源头的工作还在继续，彻底消灭 SARS 还有待全人类的共同努力。

3. 人类是如何感染非典的?

谈到传染病的传播，就不能不提传染病的三个传播要素：传染源、传播途径、易感人群。

（1）传染源

目前的研究显示，非典患者、隐性感染者是非典明确的传染源。传染性可能在发热出现后较强，潜伏期及恢复期是否有传染性还未见准确结论。研究表明，从果子狸、狸猫、浣熊等野生动物体内可分离出与 SARS 冠状病毒基因序列高度同源的冠状病毒，提示这些动物可能是 SARS 冠状病毒的寄生宿主和本病的传染源。

（2）传播途径

主要传播方式是人与人的密切接触，以及近距离的经空气飞沫传播、接触患者的呼吸道分泌物等。另外还有一种可能性是 SARS 可以通过空气或目前不知道的其他方式被更广泛的传播。

（3）易感人群

人群普遍易感。发病概率的大小取决于接触病毒或暴露的机会多少。高危人群是接触患者的医护人员、患者的家属和到过疫区的人。

4. 非典是如何消失的？SARS 病毒是否消失?

当年非典突然出现在我们的生活中，也走得悄无声息。究竟是什么原因呢?

其一是对于战胜非典病毒，各国人民众志成城、共同奋斗、积极配合，在非典暴发后，政府进行强制性隔离治疗，有效控制住传染源。

其二是其实当年我们并没有消除非典，是因为 SARS 病毒随着天气温度的升高消失在我们的生活中，SARS 病毒在高温环境下会加速死亡、存活率降低。

其三是 SARS 病毒的传染性较弱，在感染初期的传染性比较弱，只要在发病之前做好控制就能控制好传播链。而且由于当时的交通条件并不发达，所以不会造成大范围的感染。

虽然非典消失了，但是 SARS 病毒在世界各地仍极为普遍。大约有 15 种不同冠状病毒株被发现，能够感染多种哺乳动物和鸟类，有些可使人发病。

非典病毒基因组的一些变异，使得原本存在于动物中的病毒具备了在人类中间传播的能力。它既然已经发生过一次，也就会发生第二次、第三次。不过，需要我们了解的是，这种可能性不太大，因为只有病毒基因发生了多重突变，又恰巧变成了适合在人类体内生存的类型，才会出现这种情况。

从病毒学角度来讲，任何病毒都可能发生变异产生新的亚种，非典病毒也不例外。感染过非典病毒动物的细胞有可能已被病毒侵入了，虽然这些病毒当时不会传给人类，但在其他病毒入侵动物体内时，新病毒有可能与原来感染的病毒基因进行重组，形成新的变种，这种新变种病毒就有可能通过人畜接触传染给人类。

5. 感染 SARS 病毒后会出现哪些症状？

感染 SARS 病毒后的潜伏期为 1 ~ 16 天，常见为 3 ~ 5 天。起病急，传染性强，以发热为首发症状，可有畏寒，体温常超过 38 ℃，呈不规则热或弛张热、稽留热等，热程多为 1 ~ 2 周；伴有头痛、肌肉酸痛、全身乏力和腹泻。起病 3 ~ 7 天后出现干咳、少痰，偶有血丝痰，肺部体征不明显。病情于 10 ~ 14 天达到高峰，发热、乏力等感染中毒症状加重，并出现频繁咳嗽、气促和呼吸困难，另有活动则气喘、心悸，被迫卧床休息等表现。这个时期易发生呼吸道的继发感染。

病程进入 2 ~ 3 周后，发热渐退，其他症状与体征减轻乃至消失。但肺部炎症改变的吸收和恢复较为缓慢，体温正常后仍需 2 周左右才能完全吸收恢复正常。轻型患者临床症状轻。重症患者病情重，易出现急性呼吸窘迫综合征。儿童患者的病情较成人轻；有少数患者不以发热为首发症状，尤其是有近期手术史或有基础疾病的患者。

6. 如何诊断和识别非典?

非典是一种流行病,它不能仅靠单一的检验结果就确诊,需要通过检查很多方面才可以做出精准的判断,由于非典的某些症状与其他疾病类似,所以诊断非典的过程很具有综合性。下面我们就一起来了解一下非典的诊断方法。

(1)临床诊断

对于有 SARS 流行病学依据,有症状,有肺部 X 线影像改变,并能排除其他疾病诊断者,可以做出 SARS 临床诊断。

在临床诊断的基础上,若分泌物 SARS-CoV RNA 检测阳性,或血清 SARS-CoV 抗体阳转,或抗体滴度 4 倍及以上增高,则可做出确定诊断。

(2)疑似病例

对于缺乏明确流行病学依据,但具备其他 SARS 支持证据者,可以作为疑似病例,需要进一步进行流行病学追访,并安排病原学检查以求印证。

对于有流行病学依据,有临床症状,但尚无肺部 X 线影像学变化者,也应作为疑似病例。对于此类病例,需动态复查 X 线胸片或胸部 CT,一旦肺部病变出现,在排除其他疾病的前提下,可以做出临床诊断。

(3)医学隔离观察病例

对于近 2 周内有与 SARS 患者或疑似 SARS 患者接触史,但无临床表现者,应自与前者脱离接触之日计,进行医学隔离观察 2 周。

（4）胸部 X 线检查

肺部有不同程度的片状、斑片状浸润性阴影或呈网状改变，部分患者进展迅速，呈大片状阴影；常为多叶或双侧改变，阴影吸收消散较慢；肺部阴影与症状体征可不一致。若有条件，可安排胸部 CT 检查，以发现早期轻微病变或心影及大血管影重合的病变。从早期的局部浸润进展到较广泛性、斑状、间质性浸润，有些 SARS 晚期患者的胸部 X 线检查可见部分区域实质化。

（5）实验室检查

在病程早期，淋巴细胞数目通常会下降，整体白细胞的数目一般为正常或下降。在呼吸道疾病最严重时，一半以上的患者会有白细胞减少及血小板减少，或正常但稍偏低的血小板计数（5 万 ~ 10 万 / 微升）。

以上就是对非典诊断及鉴别的介绍，由于 SARS 病毒易转移、易变化，一时的检查结果不能代表未来，所以需要疑似非典患者住院接受医生各方面的检查。通过全面的检查才可以得到最精准的判断，患者不可嫌麻烦或因检查费用高而放弃检查和治疗。

7. 非典会致死吗？

非典多呈急性发病过程，一般可自愈或经治疗后痊愈。需要机械通气的患者约占 7%，大部分患者预后良好。全球病死率在 10% 左右。

截至 2003 年 8 月 16 日，中国内地（大陆）累计报告传染性非典型肺炎临床诊断病例 5327 例，治愈出院 4959 例，死亡 349 例（另有 19 例死于其他疾病，未列入非典病例死亡人数中）。中国香港：1755 例，死亡 300 人；中国台湾：665 例，死亡 180 人。另外，还汇总了一些国家的数据。加拿大：251 例，死亡 41 人；新加坡：238 例，死亡 33 人；越南：63 例，死亡 5 人。

8. 目前是否有针对非典的特异性治疗？

目前尚无特异性治疗，临床上以对症支持治疗和针对并发症的治疗为主。在目前疗效尚不明确的情况下，应尽量避免多种药物（如抗生素、抗病毒药、免疫调节剂、糖皮质激素等）长期、大剂量地联合应用。

（1）对症支持治疗

嘱患者卧床休息，注意补充营养及水分，维持水、电解质平衡。密切观察病情变化，定期复查胸部 X 线片（早期复查间隔时间不超过 3 天）及心功能、肝功能、肾功能等。一般给予持续鼻导管吸氧，密切监测血氧饱和度的变化。

（2）重症病例的处理

加强对患者的动态监护，低氧血症明显者尽可能收入危重症监护治疗病房（ICU），由呼吸与危重症医学科或重症医学科专科医生进行治疗。可根据病情采用无创正压机械通气（NPPV）、人工气道有创正压机械通气治疗，必要时需要给予体外膜氧合（ECMO）治疗，血流动力学不稳定者亦需要在

ICU 条件下进行治疗。

（3）糖皮质激素的应用

疗效及临床应用有争议。一般需要早期应用，应用糖皮质激素治疗应有以下指征之一：有严重中毒症状，高热持续3天不退；48小时内肺部阴影面积扩大超过50%；出现急性呼吸窘迫综合征（ARDS）。

（4）抗菌药物的应用

如果确定合并了细菌感染，则按照抗菌药物应用原则选用，一般不需要预防性使用抗菌药物。

9. 怎样才能避免自己和他人感染非典？

目前尚无针对非典的特效疫苗，但我们可以通过做到以下几点来进行预防。

（1）应保持良好的个人卫生习惯和环境卫生；勤洗手，避免用手直接触摸眼睛、鼻或口；尽量避免密切接触有呼吸道感染症状（如发热、咳嗽、流涕等）人员；建议外出时尽量佩戴口罩；尽量避免在人群密集的场所长时间停留。

（2）旅行期间应注意均衡饮食，充足休息，保持良好的身体状况，避免过度劳累；注意饮食卫生；居住或出行时应保持室内或交通工具内空气流通。年龄较大的人群、有基础疾病的人群尤其应当注意自身健康。

（3）尽量避免前往动物饲养场、屠宰场、生肉制品交易场所及野生动物栖息地；避免直接接触动物及动物的排泄物。

（4）当出现呼吸道感染症状时应及时就医。患病期间应尽量避免与其他人员密切接触，近距离接触他人时应戴口罩；咳嗽或打喷嚏时用纸巾、毛巾等遮住口鼻，并将污染的纸巾妥善弃置；打喷嚏、咳嗽或清洁鼻子后应彻底洗手。

（5）在入境时有发热、咳嗽、气促、呼吸困难等急性呼吸道症状的人员，应当主动将患病情况向出入境检验检疫机构申报，并配合卫生检疫部门开展调查及相应医学检查。

【小贴士】

相较于新型冠状病毒肺炎，
SARS 流行时间为什么没有那么长？

第一、症状明确。感染 SARS 的患者都会有明确的发热和上呼吸道感染的症状，能够做到立刻就诊。

第二、潜伏期短。只需要对流动人口进行 3 天隔离，就可以有效的区分出感染者与非感染者。

第三、潜伏期传染力弱。SARS 的感染者在明确发病之前传染力一般较弱，所以只要做好流动人口隔离，就不会造成大规模传染。

第四、SARS 的死亡率高达 10%，任何还想延续执政合法性的政府都会立即对 SARS 作出反应。

第五、2003 年的中国流动人口较少，降低了向国外扩散的可能性。

参考文献

[1 武汉市疾病预防控制中心.我国内地已无非典病人，卫生部认为防止非典反复仍是一项重要工作.[EB/OL].（2003-8-18）[2024-7-3]https://www.whcdc.org/view/4178.html.

[2] 南京医科大学公共卫生突发事件咨询服务与研究中心.世卫最新数据：累及非典病例 8422 例，病死率 11%.[EB/OL].（2003-8-17）[2024-7-3]https://eph.njmu.edu.cn/2003/0817/c9808a116999/page.htm.

禽流感：动物的感冒？

1. 什么是禽流感？为什么这种疾病被称为"禽流感"？

禽流感是禽流行性感冒的简称，是由甲型流感病毒引起的家禽中的一种传染病，因为是由禽类病毒感染传播的，所以称之为禽流感，也能感染人类，又称真性鸡瘟或欧洲鸡瘟。国际兽疫局将动物间的禽流感定为甲类传染病。

人禽流感是由禽流感病毒中某些亚型病毒所引起的急性呼吸道传染病，它所表现出的临床症状随所感染病毒的亚型不同而异，从结膜炎、轻微的上呼吸道卡他症状至出现急性呼吸窘迫征和多器官功能衰竭，甚至导致死亡。人感染高致病性禽流感是我国法定乙类传染病，但采取甲类传染病的预防、控制措施。

禽流感病毒（avian inflfluenza viruses，AIV）是一种人畜共患传染病的病原体，变异快，感染性和致病性强，不仅对家禽造成严重危害，对人类健康也构成严重威胁。有效防控高致病性禽流感对保障公共卫生安全意义重大。

2. 你了解禽流感的发展吗？

20 世纪早期，禽流感在意大利被首次确认。1960 年，1000 多只普通燕鸥在南非死亡，这是第一次发现禽流感引发高死亡率案例，属于 H5N3 型。

1997 年，中国香港发现首例 H5N1 人禽流感，2003 年至 2016 年 7 月，WHO 收到来自亚洲、非洲和北美洲的 16 个国家报告的人感染 H5N1 患者 854 例，其中死亡 450 例，病死率为 52.7%。自 2013 年在中国上海发现首例人感染 H7N9 禽流感，至 2016 年 8 月，全球共报告 798 例人感染 H7N9 禽流感，其中死亡 320 例，病死率 40.1%。

3. 禽流感可以通过人进行传播吗？

患有禽流感或携带禽流感病毒的禽类是本病主要传染源，但不排除患者或其他动物成为传染源的可能。普遍认为直接从禽类传播到人，是人感染禽流感病毒的主要方式，感染途径主要有接触被病毒污染的各种物品，或使用含有被感染禽类粪便的肥料，经呼吸道吸入气溶胶中的传染性排泄物，不过还不清楚是否可经人胃肠道感染。

4. 哪些禽流感病毒可以感染人类？

在家禽中，鸭、鹅的抵抗力比较高，禽流感病发后的生存机会也很高。然而，鸡对流感病毒非常敏感，一旦受到感染，不但传播得快，而且染病的鸡很快就会死亡。农民过去一般称这种现象为"发鸡瘟"，并未有特别留意背后的原因或发病机制，直到出现禽流感经动物向人传播并致死的病例后，人们才开始关注禽流感。目前人们应对禽流感的主要手段是对染病及可能染病的家禽集体屠杀，而后进行消毒、深埋等无害化处理，以免病毒积累，并进而影响人类。

禽流感病毒亚型组合众多，内部基因变异或重组后跨种传播人类的潜力极大，目前已有文献记载的，可以感染人的禽流感病毒包括 H5、H7、H9 和 H10 等亚型，其中 H5N1 亚型和近年发现的部分 H7N9 亚型属高致病性禽流感病毒。

目前，可以感染人类的禽流感病毒主要包括 H5N1、H5N6、H5N8 及 H7N9 等。WHO 一直将禽流感大流行作为人类面临的十大公共卫生威胁之一。

据 WHO 数据统计，2003—2021 年 12 月，全球共报道了 863 例人感染高致病性 H5N1 亚型禽流感病例，患者死亡率高达 52.8%，病例覆盖东亚、东南亚、西亚以及非洲的 18 个国家，其中，我国 53 例，31 例死亡，死亡率达 58.5%，高于世界平均水平；自 2014 年 4 月我国首次报道人感染高致病性 H5N6 禽流感起，至 2021 年 12 月，全球共计报道了 53 例病例，其中 52 例发生在我国，1 例来自老挝；2021 年 2 月，俄罗斯境内发现全球首批 7 例人感染高致病性 H5N8 禽流感病例；2013 年到 2017 年，H7N9 禽流感在我国人群中造成 5 波严重疫情，截至 2021 年 12 月，我国内地（大陆）累计报告人感染 H7N9 禽流感病例 1537 例，死亡率 39.8%。

5. 人类是如何感染禽流感的?

（1）传染源

主要为患禽流感或携带禽流感病毒的家禽，另外，野禽或猪也可成为传染源。许多家禽都可感染病毒发病，如火鸡、鸡、鸽子、珍珠鸡、鹌鹑、鹦鹉等陆禽，但以火鸡和鸡最为易感，发病率和死亡率都很高；鸭和鹅等水禽也易感染，并可带毒或隐性感染，有时也会大量死亡。

据国外报道，已发现带禽流感病毒的鸟类达88种，而鼠类不能自然感染禽流感病毒。

（2）传播途径

主要经呼吸道传播，通过密切接触感染的禽类及其分泌物、排泄物，接触受病毒污染的水等，以及直接接触病毒毒株被感染。病毒可以通过病禽的呼吸道或随眼鼻分泌物、粪便排出，禽类通过消化道和呼吸道途径感染发病。被病禽粪便、分泌物污染的任何物体，如饲料、禽舍、笼具、饲养管理用具、饮水、空气、运输车辆、人、昆虫等都可能传播病毒。

在被病毒感染的水禽粪便中含有高浓度的病毒，并通过污染的水源由粪 – 口途径传播。

（3）易感人群

任何年龄均具有易感性，但12岁以下儿童发病率较高，病情较重。与不明原因病死家禽或感染、疑似感染禽流感家禽密切接触人员为高危人群。

6. 禽流感的流行地区主要是哪里？哪些季节易暴发流行？

禽流感是世界范围内广泛分布的，除鸡群中的禽流感主要发生在冬春季节外，其他没有明显的季节规律性。

高致病性禽流感疫情的蔓延引起世界关注。我国气象专家对疫情地气候特征的分析表明，禽流感"不喜"晴热天气。

天气气候条件作为自然环境中的一个重要因子，其变化或异常通常会对一些疾病的发生、加重或缓解起一定作用。专家认为，禽流感病毒喜欢冷凉和潮湿，阳光中的紫外线对病毒有一定的杀灭作用。冬末春初，冷空气活动频繁，气温忽高忽低，对控制和预防禽流感的发生是不利的。另外，随着气温的回暖，候鸟将会向北迁徙，候鸟传播病毒的范围将会扩大，对控制禽流感发生也是不利的。

7. 人感染禽流感病毒后会出现哪些症状？

人感染禽流感病毒后潜伏期一般为 1 ~ 3 天，通常在 7 天以内。

急性起病，早期表现类似普通流感。主要表现为发热，体温大多持续在 38.5 ℃以上，热程 1 ~ 7 天，多为 3 ~ 4 天，可伴有流涕、鼻塞、咽痛、咳嗽、头痛和全身不适，常在发病 1 ~ 5 天后出现呼吸急促及明显的肺炎表现。部分患者可有恶心、腹痛、腹泻、稀水样便等消化道症状。

重型患者病情发展迅速，发病 1 周内很快进展为呼吸窘迫，肺部有实变体征，随即发展为呼吸衰竭，即使接受了辅助通气治疗，大多数患者仍然死亡。亦有以严重腹泻为主要表现，随后出现抽搐、昏迷的个案报道。

人禽流感进展快、预后差，可出现急性呼吸窘迫综合征、肺出血、胸腔积液、全血细胞减少、肾功能衰竭、败血症、休克及 Reye 综合征等多种并发症，常死于严重呼吸衰竭。

8. 如何诊断禽流感？

根据流行病学史、临床表现及实验室检查结果，在排除其他疾病后，可以做出人禽流感的诊断。流行病学史是指发病前 1 周内曾到过禽流感暴发的疫点，或与被感染的禽类及其分泌物、排泄物等有密切接触，或从事禽流感病毒实验室工作。

9. 感染禽流感后应该怎么办？

（1）对疑似和确诊患者进行隔离治疗

WHO 建议，成人患者在热退后，感染控制预防措施应继续维持 7 天，12 岁以下患儿应维持 21 天。

（2）对症治疗

可应用解热药、缓解鼻黏膜充血药、止咳祛痰药等。儿童患者忌用阿司匹林或含阿司匹林及其他水杨酸制剂的药物，避免引起儿童 Reye 综合征。

（3）抗流感病毒治疗

应在发病 48 小时内试用抗流感病毒药物。奥司他韦为新型抗流感病毒药物。

（4）加强支持治疗和预防并发症

注意休息，多饮水，增加营养，给予患者易消化的饮食。密切观察、监测并预防并发症。抗菌药物应在明确或有充分证据提示继发细菌感染时使用。

（5）重症患者的治疗

重症或发生肺炎的患者应入院治疗，对出现呼吸功能障碍者给予吸氧及其他呼吸支持，对发生并发症患者应积极采取相应治疗。

10. 怎样预防感染禽流感?

健康的生活方式对预防疾病非常重要，我们平时应加强体育锻炼，多休息，避免过度劳累，不吸烟；发生疫情时应尽量避免与禽类接触。鸡肉等食物应彻底煮熟，特别是煎鸡蛋一定要煎透，避免蛋黄不熟。

鸡粉、鸡精等和鸡有关的产品是以鸡为原料制成的，加工时都通过特殊的流程，一般来讲，高温是必不可少的一道工序。食用正规生产厂家（有卫生许可证）的鸡粉、鸡精等是安全的。一方面，普通市民接触不到高致病性禽流流感病禽，病禽和不合格禽制品不会进入市场流通；另一方面，禽和禽制品都是经过水煮或烧烤等处理加工后食用，在这样的加工处理过程中，病毒被完全破坏和灭活，不再具有感染性。

11. 若生活在禽流感流行区，与鸡、鸭或其他动物接触时要注意什么？

（1）避免与任何有生病或可能感染禽流感动物的鸡场、鸭场或其他动物养殖场接触。

（2）如果无意中进入了有病鸡或死鸡的环境，应彻底洗手，并连续 7 天监测自己的体温，如果发热（体温＞ 38 ℃），应咨询医生是否需要接受抗病毒治疗。

（3）如果接触了死于禽流感的死鸡或其粪便，应连续 7 天监测自己的健康状况并向医生寻求帮助。

12. 如果与高致病性禽流感病禽有过接触该怎么办？

首先不要恐慌，因为家禽将病传染给人的概率很低。但是，如果与病禽接触后出现感冒样症状，就应该马上去医院就诊，积极配合医生进行诊断和治疗。

13. 感染禽流感会致死吗？

人禽流感的预后与感染的病毒亚型有关，感染 H9N2 亚型、H7N7 亚型者大多预后良好，而感染 H5N1 亚型者预后较差，病死率为 30% ～ 80%。

影响禽流感预后的因素除感染的病毒亚型外，还有患者年龄、是否有基础疾病、治疗是否及时及是否发生并发症等。

14. 是否有疫苗能预防禽流感?

2017 年以来，禽流感对家禽业和公共卫生造成的巨大危害引起了全球对禽流感防控的高度关注，各国采取的防控措施主要是扑杀和免疫防控相结合。

中国实施家禽接种重组禽流感病毒（H5+H7）二价灭活疫苗。首要目的是减少 H5 和 H7 两个亚型禽流感病毒在禽间的传播和流行，因为随着禽类感染数量的减少，人类暴露感染的风险也大大降低。监测数据也显示，(H5+H7) 二价灭活疫苗在禽类中的全面接种成功阻断了 H5N1 亚型禽流感病毒和 H7N9 亚型禽流感病毒在人群中的传播，2017 年至今，我国未出现人感染 H5N1 禽流感病例，2017 年 10 月 1 日至 2018 年 9 月 30 日，仅报告了 3 例人感染 H7N9 禽流感病例，打破了 2017 年以前每年 10 月人感染 H7N9 禽流感进入高发季的规律。

【小贴士】
人类首次从哺乳动物身上感染禽流感

2024 年 4 月 1 日，美国疾病控制与预防中心（CDC）报告了一例人感染 H5N1 型禽流感病毒病例。但该病例引起轰动的原因是，感染者曾接触过疑似感染 H5N1 型禽流感病毒的奶牛，这也是人类首次从哺乳动物身上感染禽流感。

此前，哺乳动物只被证实从病禽身上感染病毒，但感染后不会传染给人类，而这一病例颠覆了以前的研究认识。随后，美国陆续在各地奶牛体内检测出 H5N1 病毒。

虽然对大多数人来说，感染禽流感的风险仍然很低。但与被感染的鸟类、牲畜或其他动物密切接触的人风险较大，应采取相应预防措施。此外，因为哺乳动物的传播，专家也建议避免食用或处理生牛奶产品，以防感染。

参考文献

[1] 中国中西医结合学会传染病专业委员会. 人禽流感中西医结合诊疗专家共识 [J]. 中华传染病杂志，2016，34（11）：7.

[2] Chen Y, Graf L，Chen T，et al.Rare variant MX1 alleles increase human susceptibility to zoonotic H7N9 influenza virus[J]. Science，373.

[3] Philippon D A M，Peng W，Cowling B J，et al. Avian Influenza Human Infections at the Human-Animal Interface[J]. The Journal of Infectious Diseases，2020.

[4] Wang X，Jiang H，Wu P，et al. Epidemiology of avian influenza A H7N9 virus in human beings across five epidemics in mainland China，2013-17：an epidemiological study of laboratory-confirmed case series[J]. Lancet Infectious Diseases，2017：822.

[5] 曾显营，田国彬，陈化兰. 中国 H5/H7 亚型禽流感疫苗研制和应用进展 [J]. 中国科学：生命科学，2023，53（12）：641—647.

甲流：2009 年的"猪流感"

1. 什么是甲流？

流行性感冒（简称流感）是由正黏病毒科中的 A、B、C（我国称甲、乙、丙）病毒属引起的。流感病毒主要包括甲型、乙型和丙型流感病毒三种，其中导致人体常见流感的主要是甲型和乙型流感病毒。这两种病毒具有传播速度快、致病性强、病死率高的特点，而且非常容易发生变异，尤其是甲型流感病毒，抗原变异十分频繁，传染性极强，容易引起大流行。

甲流是甲型流行性感冒，是流感的一种，是由甲型流感病毒感染人体所导致的一种急性呼吸道传染病，其病原体包括 H1N1、H2N2、H3N2 等亚型，早期被称为"猪流感"。

甲型流感病毒为常见流感病毒，最容易发生变异，对人类致病性高，曾多次引起世界性大流行。甲型流感病毒中发现能直接感染人的病毒亚型有甲型 H1N1、H5N1、H7N1、H7N2、H7N3、H7N7、H7N9、H9N2 和 H10N8。其中 H1、H5、H7 亚型为高致病性，H1N1、H5N1、H7N9 尤其值得关注。

甲型流感病毒属于核糖核酸（RNA）病毒，主要感染人、哺乳动物及鸟类，我们以往见到的人流感、禽流感、马流感等均为该类病毒感染。由其引起的流感具有发病症状较重、传播迅速的特点，且因病毒在传播中极易通过基因重组、重排等形式发生变异，给特异性的防治带来困难。

流感病毒对热敏感，通常在56 ℃的条件下加热30分钟、100 ℃的条件下加热1分钟即可灭活；室温下病毒传染性很快丧失，于0～4 ℃的条件下能存活数周，在 −70 ℃以下可长期保存；不耐酸。对抗生素不敏感，对干燥、紫外线、乙醚及甲醛等化学试剂敏感。

2. 你了解甲流的起源吗？

甲型流感病毒传染性较强，因而容易在人群中广泛传播，曾引起世界范围内的大流行，主要的几次流行如下。

（1）1889—1891年大流行

1889年5月从俄国发现，当年10月传到西欧，1年内席卷全球，某些城市记载发病率为40%～50%。据血清学追溯认为，H3N2型病毒是当时大流行最可能的病原体。

（2）1918—1920年大流行

此次流行首发于1918年1月美国东部，1918年4月在法国军队中流行，之后迅速蔓延，波及全球。此次大流行被称为"人类历史上最大的瘟疫"，造成约2000万人死亡。关于这次大流行的病原，据血清学溯源，认为是由猪型 Hsw1N1（H1N1）流感病毒引起。

（3）1957—1958 年大流行

1957 年 2 月首发于中国贵州西部，2 月中旬在贵阳分离出病毒为 H2N2（称为甲 2 型），3 月传播到全国，4 月在中国香港流行，后经东南亚和日本传播到全世界。H2N2 型病毒出现后，H1N1 型病毒即在人群中消失。

（4）1968—1969 年大流行

1968 年 7 月中国广东和香港地区新亚型流感流行，新分离病毒抗原为 H3N2（称为甲 3 型）。本以为只是一场大面积的流行性感冒，却没想到在当时席卷了整个世界，疫情持续了 2 年多时间，导致 100 多万人死亡。H3N2 病毒出现后，H2N2 病毒在人群中消失。

（5）1976 年美国发生猪型流感小暴发

1976 年 1 月在美国一兵营中有流感暴发，分离毒株中，6 株属于甲 3 型，但有 5 株与猪型 Hsw1N1（H1N1）病毒非常相似，实际上，该兵营发生了一次甲 3 型和猪型流感的混合流行。猪型流感病例均较甲 3 型轻。

（6）1977 年新甲 1 型（H1N1）的出现和流行

1977 年 5 月，在我国丹东、鞍山和天津的流感流行中分离到新甲 1 型，1977 年 7 月以后从北向南扩散，随后遍及全国，但未引起世界性大流行。流行主要发生在 8 ～ 20 岁青少年中，隐性和轻型感染较多。新甲 1 型出现后，甲 3 型并未消失，出现甲 1 型和甲 3 型在人群中并存的局面。

（7）自 2009 年开始，新型甲型 H1N1 流感在全球范围内大规模暴发，感染人数众多

2009 年 3 月在墨西哥出现一种新型流感病毒，首例确诊病例是一名墨西哥 4 岁男孩，于美国加州实验室确诊为一种新型的甲型 H1N1 流感病毒。因这种新型流感病毒与北美猪流感病毒基因极其相似，其引起的流感曾被称为"猪流感"，后由世界卫生组织将其更名为 2009A（H1N1）流感，我国相应命名为甲型 H1N1 流感。

3. 人类是如何感染甲流的？

甲流的流行特点是突然起病、发病率高、迅速蔓延、流行过程短但能多次反复。

（1）传染源

甲流的传染源主要是甲流患者，其次是隐性感染者。动物亦可能为重要贮存宿主和中间宿主。患者自发病后 5 天内均可通过鼻涕、口涎、痰液等分泌物排出病毒，传染期约 1 周，以病初 2 ～ 3 天传染性最强。

（2）传播途径

主要以空气飞沫传播为主，病毒存在于甲流患者或者隐性感染者的呼吸道分泌物中，通过说话、咳嗽或者打喷嚏等方式散播至空气中，病毒在空气中可以保持 30 分钟，易感者吸入后即能感染。传播速度取决于人群的拥挤程度。其次是通过病毒污染的茶具、食具、毛巾等间接传播，密切接触也是传播甲

流的途径之一。

（3）易感人群

对于甲流病毒，人群普遍易感，感染或接种疫苗后1周出现抗体，2～3周抗体水平达高峰，1～2个月后开始下降，1年左右降至较低水平，甲流病毒3个型别之间无交叉免疫。

儿童由于抵抗力低，感染率为20%～30%，5岁以下儿童更是甲流主要易感人群和传播者，具有高发病率和致死率。

4. 哪种季节容易暴发甲流?

甲流易变异、易流行、强传染，同许多其他的呼吸系统病毒性疾病相似，是一种季节性疾病，它在夏季的发病率较低，冬季的发病率较高，但在某些地方，这种疾病一年四季均可流行。

甲流发病时间与地理位置有关。在温带地区，甲流会在整个冬季流行，北半球通常在1、2月达到高峰。南半球的流行时间较晚，通常在5～9月。在热带地区，甲流一年四季均存在，倾向于雨季流行。

甲流发病呈全球性分布。

5. 感染甲流病毒后会出现哪些症状?

甲流发病严重程度与个体免疫状况有关，一般说来，仅约50%的感染患者会发展成典型流感临床症状。

甲流典型症状为发热、咳嗽、流涕、喉咙痛、身体疼痛、头痛、发冷和疲劳等，有些患者还会出现腹泻和呕吐、肌肉痛或疲倦、眼睛发红等。发热体温可达 39 ~ 40 ℃，一般持续 2 ~ 3 天后渐退。部分患者病情来势凶猛，可迅速进展，突发高热，继发严重肺炎、急性呼吸窘迫综合征、肺出血、胸腔积液、肾衰竭、败血症、休克、呼吸衰竭及多脏器功能衰竭，甚至导致死亡。甲流病毒具有较强传染性，重症患者死亡率高，对重症患者的及早识别，并针对性治疗，有助于降低死亡风险。

6. 如何诊断甲流？甲流与普通感冒有什么不同？

当甲流流行时诊断比较容易，可根据接触史和集体发病史、典型的症状和体征进行判断。散发病例不容易诊断，如单位在短时间内出现较多呼吸道感染者，则应考虑甲流的可能，应作进一步检查，予以确定。

普通感冒主要表现为鼻塞、流鼻涕、打喷嚏、咽痛等，全身症状较轻，无明显中毒症状。血清学和免疫荧光学检验可明确诊断。

7. 甲流危险吗？会致死吗？

在临床上，一般经过对症处理或者是早期应用抗流感病毒药物，甲流患者基本上能够在短期内恢复。但由于个体差异，甲流可能会引起心肺疾病和其他慢性病恶化，需特别重视甲流在特殊人群中的临床表现，如老年人、免疫功能低下或免疫抑制人群、妊娠期女性和 5 岁以下儿童。据 WHO 估计，甲流每年在全球可导致 300 万～500 万例重症病例和 29 万～65 万例呼吸道疾病相关死亡病例。《柳叶刀公共卫生》杂志 2019 年一篇研究文章显示：2010 年、2011 年、2014 年至 2015 年流感季，我国平均每年有 8.8 万例流感相关呼吸系统疾病超额死亡病例。65 岁以上的老年人、幼儿及有潜在疾病者比健康的少年儿童和青年人因患流感而导致并发症、住院和死亡的危险性要高。

8. 患甲流如何治疗？

（1）对症治疗

患者应及早卧床休息，多饮水，防止继发感染。

高热与肌肉疼痛较重的患者可用解热镇痛药，但应防止出汗过多所致的虚脱，儿童禁用阿司匹林，防止 Reye 综合征的发生。干咳者可用复方甘草口服溶液或可待因。

（2）抗病毒治疗

出现甲流症状后 48 小时内使用最为有效，可缓解甲流症状，缩短病程。

①金刚烷胺或金刚乙胺仅对甲流起作用，轻症甲流患者早期用药可降低体温，缩短病程，但容易耐药，并有可能出现眩晕、失眠等不良反应。肝肾功能不全者慎用，孕妇、婴儿、精神病或癫痫患者禁用。

②神经氨酸酶抑制剂：该类药对甲、乙型流感病毒有抑制

作用，可用于甲流、乙流的治疗和预防。常用药包括扎那米韦、奥司他韦。其中扎那米韦，需吸入给药，9 岁以上患者可用，每次 100 mg，每日 2 次，疗程为 5 ~ 7 天；奥司他韦，口服给药，每次 75 mg，每日 2 次，疗程为 5 天。

该类药物不良反应少，偶有恶心、呕吐等。

（3）发挥传统中医中药的优势

甲流作为流感的一种，可以用传统的中医理论和方法来进行治疗和护理，从中医的角度讲，流感是受外来邪气，客于肺经、闭其清道，肺气不得下降，其人流清涕、发热、恶风、恶寒、头疼身痛等，如不及时治疗则转为内伤，导致肾阳虚、心肺阳气不足等。未发病时，可用板蓝根、大青叶、银花等中药泡水服用以预防甲流。

9. 目前，甲流是否有疫苗进行预防？接种后需要注意什么？

接种疫苗是流感大流行期间降低发病率和死亡率的最重要的医疗措施之一。

甲流疫苗是一种灭活疫苗，它可以抵抗甲型 H1N1 病毒，能提高抵抗力，降低甲流传染的风险。甲型 H1N1 流感疫苗是 2009 年新研制的疫苗，其程序和工艺与季节性流感疫苗基本一致，临床研究和现场应用肯定了甲流疫苗的接种是安全的。国内甲流疫苗注射执行"知情、同意、自愿、免费"接种原则，建议民众根据自身情况决定。

甲型 H1N1 流感疫苗有效期一般是一年，因为流感病毒非常容易发生变异。一般每年生产的流感疫苗，只是针对当年的流感病毒具有预防效果，下一年流感病毒就会发生变异，如果再接种同一种疫苗，就起不到预防效果。所以甲型 H1N1 流感疫苗需要每年 11 月左右到当地预防接种部门预约接种，可以起到很好的预防效果。

接种完疫苗后需要注意休息，避免劳累。同时需要多喝水，饮食方面注意多吃些清淡、容易消化、含有优质蛋白质的食物，忌食辛辣刺激和容易上火的食物。

甲流疫苗的不良反应并不是很大，它的安全性比较高，但是有一些人注射了甲流疫苗后会出现低热，极少数的人会出现皮疹，这种情况缓解两天左右就会消失。另外，有些人注射了甲流疫苗后仍然得了甲流，但这种情况造成的症状通常较轻，有利于治疗。

10. 怎样才能保护自己和他人避免感染甲流？

想要预防甲流，除接种甲流 H1N1 流感疫苗外，还需注意个人卫生。

（1）注意保持个人卫生，养成良好的个人卫生习惯，勤洗手、勤洗澡，不共用毛巾、口杯等日常用品，被褥、床单要勤洗勤换，被子要经常放在太阳下暴晒，杀死有害病菌；不随地吐痰，以防传播流感病毒。

（2）家里和办公室都要经常通风，减少室内聚集的细菌和病毒，保持室内清新的空气。

（3）疾病流行期应尽量避免到公共场所，比如商场、电影院等人群密集的地方。与打喷嚏的人要保持 1 米以上的距离。

（4）到医院看病时最好戴口罩。呼吸道疾病大多通过空气传播，医院就诊者多为各种疾病的患者，易被传染，戴上口罩可以有效阻挡细菌和病毒。同时，勤洗手对预防甲流也有一定作用。

（5）一定要根据气温的变化适当增减衣服，防止因感冒着凉引起免疫力低下。

（6）日常饮食要注意营养搭配均衡，定时定量，多喝水，不吸烟，少喝酒。同时要保证睡眠充足，避免过度劳累。

（7）要加强体育锻炼，经常户外运动，以增强身体抵抗力。尤其是过集体生活的大学、中学、小学的师生，要多到室外进行体育活动，劳逸结合，保持正常的学习和生活，尽量减少在室内活动和集会。

（8）外出回家后记得洗干净手，尽量不要用脏手接触眼睛、鼻子、嘴巴。

参考文献

赵宇红. 2009 甲型 H1N1 流感研究进展 [J]. 国际儿科杂志，2010，37（1）：6—10.

中东呼吸综合征：一个感染者导致韩国大恐慌

1. 中东呼吸综合征是什么？

  2015 年 5 月，一韩国男子赴中东旅游，归国后就出现了发热和肌肉疼痛症状。随后，韩国多地陆续出现相同病例，3 个周期内，疫情扩散到 10 家医院。接下来，2900 多所学校停课，17 000 人被隔离，185 人确诊，38 人死亡，首尔市还为此取消了马拉松比赛等多个大型活动，韩国旅游、服务业一度低迷。事后经流行病学调查显示，首发病例男子在中东旅游时感染了中东呼吸综合征，这种病毒的传染力极强，从一个感染者开始，感染范围不断扩大，最终令整个韩国陷入恐慌。

  中东呼吸综合征（MERS）是由中东呼吸综合征冠状病毒（MERS-CoV）引发的呼吸系统急性传染病，具有传染性强、流行范围广、患者病死率高的特点，发热、干咳、呼吸困难是其主要表现。

2. 为什么叫中东呼吸综合征而不是综合症?

在医学上,"症""征"并列时,"症"是"症状",如头痛、视物模糊、呕吐等,是患者能感知的不适;"征"是"体征",特指医生检查发现的异常变化,如眼底出血、心脏杂音、病理反射等。单用"症"字还有多种含义,如疾病(急症、并发症)、症候(热症、虚症),中医学还把腹中结块的病叫"症(zhēng)",而"征"字则用来表示"征象""征候""特征"等。可见,"症"字不能充分反映"综合征"的内涵,而且歧义较多,容易被误解为某种独立的疾病。

"综合征"的"征"除了有现象、迹象的意思外,还有"特征"的意思,也就是说,只有同时具备了一群或一系列的"特征性表现",才能把不同的"症候群"区分开来。

相反,凡是病因相对清楚,症状、体征又多相对集中于单一系统的疾病,一般便不再冠以"综合"字样,也不称之为"征",而应直接命名为某某"症"。

3. 中东呼吸综合征的常见症状有哪些?

(1)高热:体温可达 39 ~ 40℃,可伴有口唇苍白、全身颤抖。

(2)鼻塞、咽痛:部分患者早期仅表现为普通感冒症状。

(3)乏力、食欲减退:患者多有疲惫无力感,不想吃东西,休息后仍不能缓解。

(4)咳嗽、咯血:多表现为干咳,危重患者可出现咯血。

（5）气促、呼吸困难：患者感觉空气不足、呼吸费力、需要用力呼吸，呼吸时可能需要张嘴抬肩，或者坐着呼吸可能感觉稍微舒服一点。

（6）胸闷、胸痛：患者常感觉胸部有东西压着，气不够用，常常会有呼吸频率加快、深呼吸、叹气等表现，部分患者伴有胸部疼痛。

（7）恶心、呕吐：部分患者早期表现为胃肠道不适。

（8）腹痛、腹泻：一日内排便次数超过三次，部分患者伴有腹痛。

（9）少尿或者无尿：部分患者累及肾脏，出现急性肾功能衰竭时尿量减少（24 小时尿量少于 400 mL），甚至无尿（24 小时尿量少于 100 mL）。

4. 被感染了中东呼吸综合征会立即发病吗？该病潜伏期多久？

中东呼吸综合征潜伏期为 2 ～ 14 天，平均为 5 ～ 6 天。潜伏期后开始出现症状，部分患者可无明显的临床症状。

5. 中东呼吸综合征患者在潜伏期会传播病毒吗？

潜伏期患者不具有传染性；无症状患者可能不具有传染性。

6. 哪些人患中东呼吸综合征的可能性更高？

该病人群普遍易感。研究表明，与骆驼有密切接触的人（如农场工人、屠宰场工人和兽医等）感染该病毒的风险较大；

患有糖尿病、肾衰竭、慢性肺部疾病者和免疫功能低下者易发展为中东呼吸综合征重症病例。

7. 中东呼吸综合征严重吗？

截至 2018 年 9 月底，全球共有 2260 例 MERS-CoV 感染病例，其中死亡 803 例，病死率为 35.5%，可以说是致死率相当高的病毒了。MERS-CoV 感染者病情常于 1 周内加重，出现明显下呼吸道症状，重症患者可出现急性呼吸窘迫综合征、急性肾损伤，甚至出现多器官功能衰竭，包括肝功能损害、横纹肌溶解、心律失常、弥散性血管内凝血和癫痫发作等。年龄＞65 岁、肥胖、伴有其他基础疾病（如肺部疾病、心脏病、肾病、糖尿病、免疫抑制等）、低蛋白血症等为重症 MERS 的高危人群。

8. 中东呼吸综合征很常见吗？

该病的发生发展虽然给全球公共卫生安全带来严峻挑战，但其在人群中持续传播能力依然有限，主要的传播事件发生在中东地区及输入地区的医疗机构，所以该病相比于它家族中的 COVID-19 和 SARS 来说，并不常见。从 2012 年 9 月 12 日第一例实验室确诊病例被报道后，截至 2016 年 1 月 31 日，全球 26 个国家累计报告中东呼吸综合征冠状病毒感染实验室确诊病例 1633 例。

9. MERS-CoV 感染可以人传人吗？

根据目前已知的病毒学、临床和流行病学资料，MERS-CoV 具备一定的人传人能力，但尚无证据表明该病毒具有持续人传人的能力。

有密切接触时，如看护患者时未进行保护，特别是医院内感染预防与控制措施不足的时候，人际间传播更容易。要警惕社区内传播的可能性。

10. MERS-CoV 感染有疫苗可预防吗？如何治疗？

目前尚无可用的疫苗或特异性治疗方法。治疗方法主要为支持性的治疗和基于患者临床状况的对症治疗。

一般治疗包括以下几点。

（1）卧床休息，维持水电解质平衡。

（2）及时复查血常规、尿常规、血气分析、血生化及胸部影像，密切监测病情变化。

（3）对于缺氧者，及时进行有效的氧疗，包括鼻导管、面罩给氧，必要时给予无创或有创通气等措施。

（4）受病情严重程度、治疗方案、治疗时机、个人体质等因素影响，中东呼吸综合征的治疗周期存在个体差异。

MERS 目前缺乏特异性治疗手段，临床以综合对症支持治疗为主，密切监测病情变化，早期发现、早期诊治重症患者。对于出现严重低氧血症和休克患者给予氧疗，必要时尽早使用机械通气。

MERS 患者可考虑利巴韦林联合干扰素抗病毒治疗，但目前疗效仍未确切，用药过程中需严密监测血常规及体温变化，注意药物不良反应。

11. 人是如何感染 MERS-CoV 的?

人可能通过接触患病动物的排泄物、分泌物及未煮熟的肉制品或乳制品而感染。人与人之间主要通过飞沫经呼吸道传播，也可能通过无防护条件下接触患者的分泌物或排泄物传播。

12. 如何预防中东呼吸综合征?

既然治疗困难，那预防一定是有意义的。WHO 及我国卫健委对于防控中东呼吸综合征的建议有以下几点。

（1）疫情期间前往农场、市场或其他有动物的场所，做到接触动物前后要洗手，避免接触患病动物。

（2）养殖场和屠宰场的工人应该有良好的个人卫生习惯，做好防护，避免直接接触已经被病毒感染的动物。

（3）食用动物制品前要烹饪熟或者用巴氏灭菌法处理。

（4）医务人员要确保诊疗患者时始终采取标准预防。

（5）从中东地区旅行归来的人员，回来两周后如果发现有明显的急性呼吸道疾病，并伴有发热和咳嗽，应立即就医，并通知当地卫生部门。曾密切接触此类人员的人群，如果接触后出现类似症状，要主动报告给当地卫生部门。

（6）应尽量避免前往疫区，如确实须至疫区，应该遵循当地卫生部门相关要求，严格做好个人防护，避免接触动物及疑似患者，保持良好的卫生习惯。

13. 中东呼吸综合征患者日常生活管理要注意什么？

发热期间应鼓励患者多饮水，并补充充足盐分（通过饮食或喝盐水），避免脱水及电解质紊乱；饮食要选择清淡、易消化、营养丰富的半流食或流食，如牛奶、蛋羹、米粥等，避免食用辛辣、油腻、刺激的食物；患者居住的房间应安静、舒适、通风良好、光线适宜；患者应注意休息，避免劳累，以免影响免疫力；用一次性纸巾，勤洗手，咳嗽和打喷嚏时捂鼻、捂嘴。

14. 中东呼吸综合征能治愈吗？会复发吗？

治愈：本病可以治愈，但是病死率高，部分患者发展为重症肺炎，出现多器官功能衰竭，最终导致死亡。

复发：本病有复发的可能。

15. 中东呼吸综合征患者出现哪些情况需要就医？

中东呼吸综合征患者出现以下情况需要立即就医：进行

性呼吸困难、呼吸衰竭；高热、寒战；全身肌肉、关节酸痛；咳嗽、咳痰；大量咯血；胸闷、胸痛；腹痛、腹泻；少尿或无尿。

16. 中东呼吸综合征就诊前需要做好哪些准备工作？

佩戴口罩，勤洗手，卧床休息，发热有大量出汗患者多饮水，在未取得医生许可的情况下，不要随意服用、涂抹药物，影响诊治。

17. 中东呼吸综合征患者应去哪个科室就诊？

感染科、发热门诊、呼吸内科。

18. 得了中东呼吸综合征，饮食上有什么要注意的？

科学合理的饮食可保证机体功能的正常运转，起到辅助控制病情、维持治疗效果、促进疾病康复的作用。建议给予患者高热量、营养充足、易消化的饮食，以及新鲜的瓜果蔬菜。注意尽量避免食用油腻、辛辣、刺激的食物。

19. 被隔离期间怎样做能够帮助中东呼吸综合征患者尽快恢复？

（1）心理护理：患者与家属隔离，会产生心理压力和恐惧。家属可通过电话、视频等方式增加与患者的沟通，消除其紧张恐惧心理，做好心理疏导，使患者积极配合治疗。

（2）生活管理：①恢复期间应注意休息，保证良好的睡眠。②适度运动，但应避免过度劳累。③防寒保暖，根据天气增减衣物，预防感冒。④注意个人卫生，饭前便后洗手。

（3）复诊须知：遵医嘱定期复查，不适随诊。

【小贴士】

骆驼流感

单峰骆驼是 MERS 病毒的传染源之一，沙特每年从非洲国家进口成千上万只骆驼，其中大部分是作为入口的食物来源。2013 年 11 月，一名生前与患病骆驼有密切接触的男子，在不治而亡后发现的病毒样本与患病骆驼采集的样品相同，为"骆驼传染人"的说法提供了证据；2014 年 2 月，一名 66 岁阿联酋籍男子因肺炎和肾衰竭住院，而该名男子在阿联酋有自己的骆驼，并在赴阿曼旅行期间与骆驼有过亲密接触。2022 年世界杯期间，英国《太阳报》网站上发布了一则新闻为《流感警告：在卡塔尔出现病例后，伴随世界杯球迷返回英国，对"骆驼流感"发出紧急警告》。文章称，卡塔尔在今年报告了两个 MERS 病例，这两个人都曾接触过骆驼。英国卫生安全局（NHS）已敦促临床医生注意发热和呼吸困难的人。由于大量球迷涌入卡塔尔参加世界杯，他们可能接触到骆驼，使 MERS 的患者人数可能会上升。

所以，在参观有单峰骆驼等动物的农场、市场、粮仓等，应佩戴口罩、定期洗手、避免与动物近距离接触。另外，在食用奶和肉类等食物时，应确保它们属于全熟状态。至于糖尿病、肾衰竭、慢性肺部疾病和免疫低下等高危人员，则应该尽量避免接触可能的感染源。

参考文献

[1] 2015年韩国中东呼吸综合征疫情流行病学特征分析 [J]. 中华流行病学杂志，2015，36（8）：6.

[2] 李琼，李蓬. 中东呼吸综合征冠状病毒感染的研究进展 [J]. 现代疾病预防控制，2020（2）：81—84，101.

[3] 陈淑如，李新华，谢冬英，等. 中东呼吸综合征的诊疗进展 [J]. 中华传染病杂志，2015，33（7）：4.

埃博拉出血热：血疫之"殇"

1. 什么是埃博拉出血热？

埃博拉出血热（EBHF）是由埃博拉病毒（Ebola virus）引起的一种急性传染病。埃博拉病毒又译作伊波拉病毒，是一种十分罕见的烈性传染病病毒，能引起人类和其他灵长类动物产生埃博拉出血热。埃博拉出血热是当今世界上最致命的病毒性出血热。感染者症状与同为纤维病毒科的马尔堡病毒极为相似，包括恶心、呕吐、腹泻、肤色改变、全身酸痛、体内出血、体外出血、发热等。死亡率为50%～90%，致死原因主要是脑卒中、心肌梗死、低血容量休克或多发性器官衰竭。

2. 埃博拉病毒是如何命名的？

1976年，非洲苏丹共和国一个小村庄里的村民突然集体病倒。患者最开始的症状跟感冒没什么区别，但几天之后，病情便急转直下。高热38℃以上、上吐下泻、肌肉疼痛、呼吸衰竭，很多患者还出现了内外出血的症状，上厕所便血，鼻孔、眼睛也会不停渗血。出血症状持续几天后，患者就会死于失血过多和器官衰竭。这一批患者很快就有半数以上死去。仅仅一个月后，苏丹附近的扎伊尔，也就是今天的刚果民主共和国，暴发了几乎一模一样的病症，并且迅速感染了上百人。医学界根据最早的暴发地——埃博拉河，将这种病毒命名为埃博拉病毒。

3. 什么是埃博拉病毒？

埃博拉病毒属于丝状病毒科，病毒呈长丝状体，直径为 80 ~ 100 nm，有脂质包膜，包膜上有由糖蛋白组成的突起。丝状病毒科为不分节段的单股负链 RNA 病毒，主要有 3 个种属：Cuevavirus 属、马尔堡病毒属和埃博拉病毒属。

目前，埃博拉病毒属中已有 6 个属种得到确认，分别是扎伊尔、本迪布焦、苏丹、塔伊森林、莱斯顿和本迪布焦。除莱斯顿型对人不致病外，其余亚型感染后均可导致人发病。

埃博拉病毒对热有中度抵抗力，在室温及 4 ℃的条件下存放 1 个月后，感染性无明显变化，60 ℃的条件下灭活病毒需要 1 小时，100 ℃的条件下 5 分钟即可灭活。该病毒对紫外线、γ 射线、甲醛、次氯酸、酚类等消毒剂和脂溶剂敏感。

4. 埃博拉出血热的传染源是什么？

埃博拉出血热的传染源是被病毒感染的猴子、黑猩猩等灵长类动物，发生人际传播后，感染的患者成为主要传染源。

5. 埃博拉病毒是怎么传播的？

接触传播是埃博拉最主要的传播途径。

健康人群可以通过接触患者和被感染动物的血液、体液、分泌物、排泄物及其污染物感染。患者感染后血液和体液中可维持很高的病毒含量。医护人员、患者家属或其他密切接触者在治疗、护理患者或处理患者尸体过程中，如果没有严格的防护措施，容易受到感染。虽然尚未证实空气传播的病例发生，但应予以警惕，做好防护。据文献报道，埃博拉出血热患者的精液、乳汁中可分离到病毒，故存在相关途径传播的可能性。

6. 哪些人感染埃博拉病毒的风险最大？

在疫情期间，感染风险较高的人员包括医务工作者、与感染者存在密切接触的家庭成员或其他人、在葬礼期间与尸体发生直接接触的哀悼者。

7. 埃博拉出血热主要在哪些地区流行？

埃博拉出血热目前主要为地方性流行，局限在中非热带雨林和东南非洲热带大草原，但已从开始的苏丹、刚果民主共和国扩展到刚果共和国、中非共和国、利比亚、加蓬、尼日利亚、肯尼亚、科特迪瓦、喀麦隆、津巴布韦、乌干达、埃塞俄比亚及南非。非洲以外地区偶有病例报道，均属于输入性或实验室意外感染，未发现有埃博拉出血热流行。埃博拉病毒仅在个别国家、地区间歇性流行，在时空上有一定的局限性。到目前为止，美国、英国、瑞士均报道过输入病例，均为流行区旅行、参与诊治患者或参与调查研究人员。

8. 为什么埃博拉出血热总是在非洲暴发？

第一，非洲原生态的生活地区较多，人类接触野生动物比较频繁。

第二，恶劣的卫生条件和当地的殡葬习俗，给了埃博拉病毒传播的机会。比如说在非洲有些地方所有参加葬礼的人都要直接接触死者的尸体，其中还有一些接触方式是直接要接触到体液的，所以在葬礼上引起疾病传播的风险非常大。

第三，医疗水平落后，缺少有效的防治措施。

9. 怎样做才能避免感染埃博拉病毒？

虽然最初的埃博拉病例是通过处理受感染动物或其尸体而被感染，但续发病例感染往往是由于直接接触病例体液，或因不安全的病例管理和丧葬操作造成的。采取以下措施可有效避免感染埃博拉病毒，限制其传播。

（1）避免直接接触埃博拉患者和死者。

（2）避免直接接触患者的血液、排泄物和呕吐物等。

（3）避免直接接触感染的动物或吃可能感染的未煮熟的肉类。

（4）医务人员接触患者时要做好防护，做好院内感染控制。

（5）从疫区归来的人员应提高警惕，如有不适，请迅速就医或与疾控中心联系。

（6）遵从国家卫生部门发布的指引性文件，了解埃博拉的性质、传播方式，以及如何防止其扩散等相关知识。

（7）在受影响的热带雨林地区，个人应该减少与高风险感染动物的接触（如蝙蝠、猴子或猿）。

10. 感染埃博拉病毒后有哪些表现？

埃博拉出血热的潜伏期为 2 ~ 21 天，一般为 8 ~ 10 天，此阶段无传染性。埃博拉出血热起病急，患者发热可快速进展至高热，并伴疲劳、肌肉疼痛、头痛和咽喉痛等非特异性症状。随后出现呕吐，腹泻，皮疹，肝功能、肾功能受损等表现。病程 3 ~ 4 天后可进入极期，患者可出现持续高热、乏力、头痛、上腹痛或弥漫性腹痛、恶心、呕吐、腹泻，部分患者可有牙龈出血、鼻衄、注射或静脉穿刺部位出血、呕血、便血、血尿等多部位出血表现。

多数埃博拉出血热患者预后较差，尤其是重症患者，常在病程第 2 周死亡，平均病死率约 50%。

11. 埃博拉出血热可能有哪些伴随症状？

埃博拉出血热患者会伴随出现严重腹泻，每天丢失液体量可超过 10 L，并因此出现低血容量和黏膜干燥、皮肤弹性差等脱水表现。此外，患者还可伴发休克、急性肾功能不全、脏器出血等。

12. 埃博拉出血热患者去哪个科室就诊?

急诊科、感染科。

13. 埃博拉出血热有哪些一般治疗措施?

早发现、早休息、早诊断、早隔离、早期对症支持治疗是本病治疗的关键。人群主要通过接触患者或感染动物的血液、体液、分泌物和排泄物等而感染,而且埃博拉病毒具有高致病性和高传染性,因此,对患者进行隔离非常重要。应当在符合条件的定点医院隔离治疗,原则是尽量做到就近隔离患者,病情严重的患者需要收入重症监护室接受治疗。

患者应卧床休息,充分补充热量,注意监测患者生命体征,维持水、电解质平衡,维持患者内环境稳定,适当给予抗炎保肝、抗凝止血等治疗。此外,需注意根据病情监测血常规、生化指标、凝血功能、血气分析等,并针对并发症进行对症处理。

14. 埃博拉出血热有哪些药物治疗?

由于个体差异大,用药不存在绝对的最好、最快、最有效,除常用非处方药外,应在医生指导下充分结合个人情况选择最合适的药物。

(1)抗病毒药物治疗:目前尚无有效抗病毒药物。WHO推荐有试用的抗病毒药物,如单克隆抗体、瑞德西韦、法匹拉韦等,在紧急情况下可试用于埃博拉出血热的治疗,但这些药物治疗的应用时机、临床疗效和不良反应尚需进一步研究。

（2）抗菌药物治疗：避免盲目或不恰当使用抗菌药物，加强细菌学检验，有继发细菌感染证据者可使用。必要时可适当给予抗炎保肝、抗凝止血等对症治疗。

15. 埃博拉出血热的病死率是多少？

埃博拉出血热属于急性传染病，多数患者预后较差，尤其是重症患者，常在病程第 2 周死亡，中位生存期约 9 天，平均病死率约 50%，但如果早期治疗，尤其是给予综合救治措施，病死率可降至 25% 左右。据目前报道，该病总体病死率为 25% ~ 90%。

16. 埃博拉出血热能治愈吗？会复发吗？

埃博拉出血热的致病原理是：病毒能在多种细胞内大量繁殖，触发细胞素风暴，引起败血症，使巨噬细胞和淋巴细胞进入细胞凋亡阶段，导致免疫力衰退，然后病毒会开始侵袭血管内皮细胞，导致出血和水肿，最终休克。简而言之，就是对免疫系统的破坏。

幸存者主要是依靠自身免疫能力战胜病毒，若患者能成功抵抗病毒，就会在病发后的 7 ~ 14 天逐步康复。

康复后的患者体内可能会有病毒存在，如果免疫力降低或者病毒株变异可能会导致复发。

17. 生活中我们该如何预防埃博拉出血热？

保持良好的卫生习惯，勤洗手，可以使用肥皂或含 70% ~ 80% 酒精的洗手液，这是预防病毒感染的有效方法，同时注意居住及工作环境多保持通风状态。还有，大家一定要合理饮食、加强营养，注意多喝水、多休息，避免熬夜，日常注意锻炼身体，提高个体免疫能力。

【小贴士】

你看过《血疫》一书吗？

作者是美国的理查德·普雷斯顿，本书采取非虚构写作方式，并且按照时间正序方式描述，因此开篇从人类病毒学史上第一个确认为埃博拉感染者的患者开始讲起。

书中描述到，埃博拉病毒与世界上许多烈性病毒一样，源于非洲原始丛林。因其起源地的封闭，在漫长的时间里仅仅流行于雨林周围的原始部落，并没有在现代医学界留下太多记录。1980 年左右，英国驻非洲的一名植物爱好者在考察过一个山洞归来，发现自己得了"感冒"。数天后，出现了鼻腔、牙龈、皮肤出血的情况。随即他前往医院就诊，在完善相关检查后，医生们惊讶地发现他得了一种病原体不详的传染病。更糟糕的是，病原体迅速散播至医院的每个角落，导致无数患者和医务人员感染。7 天后被感染的人开始头痛，紧接着出现发热，组织出血溃烂，最终全身崩溃流血而死。

随着研究的开展，埃博拉这个名字成为每个人的噩梦。它犹如来去无踪的死神，至今研究人员没有找到任何疫苗和药物对其有效。埃博拉病毒几次现身之所以没有造成全球大流行，是因为其毒力过强，感染者来不及传染给太多人便已死亡。

当然，如果没有人类过分破坏生态环境，埃博拉病毒本来不会被发现，而人类硬要打开潘多拉的魔盒，却对放出的病毒毫无招架之力。

猴痘：会成为下一个天花吗？

1. 什么是猴痘？

猴痘病毒（MPXV）是天花病毒的近亲，自2022年5月起在全球范围内迅速传播，2022年7月23日，WHO宣布猴痘疫情为"国际关注的突发公共卫生事件"。截至2023年7月11日，全球112个国家和地区累计报告88 288例经实验室确诊的猴痘病例。2022年6月24日中国台湾发现首例输入性猴痘确诊病例。2022年9月16日，重庆市发现1例境外输入猴痘病例。2023年6月初中国内地（大陆）出现本土病例，此后猴痘病例数量呈明显上升态势。

猴痘是一种由猴痘病毒感染所致的病毒性人畜共患急性全身性感染疾病。猴痘病毒归类于痘病毒科正痘病毒属，是对人类致病的4种正痘病毒属之一，另外3种是天花病毒、痘苗病毒和牛痘病毒。

猴痘病毒耐干燥和低温，在土壤、痂皮和衣被上可生存数月。对热敏感，在56 ℃的条件下加热30分钟或60 ℃的条件下加热 10 分钟可灭活。紫外线和一般消毒剂，如次氯酸钠、氯二甲酚、戊二醛、甲醛和多聚甲醛等均可使之灭活。

一些人会望文生义，认为猴痘病毒一定源自于猴，但事实并非如此，之所以取名"猴痘"，是因为这种病毒于 1958 年首次在猴子身上被发现。

"猴痘"听起来虽和猴子有关，实际上在自然界中，许多动物物种都被发现感染了猴痘病毒。一些证据表明，非洲本土啮齿动物，如冈比亚巨鼠和松鼠，可能是该病毒的源头宿主。

2. 你了解猴痘病毒的起源吗？

猴痘于 1958 年在猴子中首次发现，于 1970 年在人类中首次发现。1970 年刚果民主共和国（原扎伊尔）一个 9 岁男孩身上首次出现人猴痘病，男孩是被一只人工圈养的猴子所传染。自 1970 年以来，猴痘在非洲 10 个国家零星散发。虽然是"猴痘"，但并不意味着只有猴子能够传播这种病毒，其他的动物也可以传播。

随着人口增长和人类生活空间的日益扩大，动物生存环境不断遭到破坏，一些野生动物不得不离开原栖息地进入人类生活圈，从那时起，几个中非和西非国家相继报告发现了猴痘，如喀麦隆、中非共和国、科特迪瓦、刚果民主共和国、加蓬、利比里亚、尼日利亚、刚果共和国和塞拉利昂等国家。

近年来，人类猴痘病例除发生在非洲外，一些非流行国家也有确诊病例产生，2003 年，美国曾暴发了一次疫情，这也是猴痘首次在非洲以外地区出现。患者因与土拨鼠密切接触而感染，土拨鼠则是从非洲进口到美国的小型哺乳动物那里感染的，当时共有 81 例病例，但没有造成任何死亡。

2017 年，尼日利亚经历了有记录以来的最大一次猴痘暴发，距离该国上一次确诊病例大约有 40 年时间。共有 197 例疑似病例和 68 例确诊病例，75% 的患者为男性，年龄为 21 ~ 40 岁。之后在英国、新加坡等国家也相继有病例报道。据 WHO 介绍，随着在 1980 年消灭了天花和随后停止接种天花疫苗，猴痘成为最为严重的正痘病毒。

3. 人类是如何感染猴痘的？

谈到传染病的传播，就不能不提传染病的 3 个传播要素：传染源、传播途径、易感人群。

（1）传染源

主要传染源为感染猴痘病毒的啮齿类动物。灵长类动物，包括猴、黑猩猩、人等感染后也可成为传染源。

（2）传播途径

病毒经黏膜和破损的皮肤侵入人体。人主要通过接触感染动物病变渗出液、血液及其他体液，或被感染动物咬伤、抓伤而感染。人与人之间也是会传染的，主要通过密切接触传播、飞沫传播、母婴传播，接触被感染者污染的物品也有可能感染，尚不能排除性传播。

（3）易感人群

人群普遍易感。既往接种过天花疫苗者对猴痘病毒存在一定程度的交叉保护力。

4. 猴痘的流行地区主要是哪里？中国是否有猴痘感染病例？

2022年猴痘病毒已经波及多个国家，关于猴痘病例死灰复燃的原因已经有了很多讨论，最被人认可的是免疫力减弱。猴痘病毒、天花病毒和牛痘病毒是密切相关的正痘病毒。在天花猖獗的时候，还没有猴痘病例的报道。这可能是因为两种疾病的表现相似，或者缺乏对病原体的实验室确认，导致将猴痘误认为是天花。历史数据表明，天花疫苗对猴痘的保护率约为85%。随着针对天花的疫苗接种运动取得成功，WHO于1980年宣布根除天花，并停止了常规疫苗接种。停止天花疫苗接种可能进一步导致了猴痘病毒在人与人之间的传播。而另一个导致猴痘死灰复燃的可能因素是猴痘病毒的遗传进化。

虽然之前的猴痘病毒主要在中非和西非流行，但在过去十年，猴痘在非洲各地的传播及目前欧美等国的疫情表明，猴痘已不再是一种主要发生在中非和西非、靠近热带雨林等偏远地区的罕见疾病。猴痘在国际范围内的传播需要引起我们足够的重视。

随着世界贸易的不断加深，地区性传染病的界限正变得越来越模糊，对于国外暴发的新发传染病，国内迅速做出反应，制定了《猴痘诊疗指南（2022年版）》，并展开形式多样的公众科普工作。虽然中国报道的猴痘确诊病例较少，但自2022年5月以来，在欧美等非流行地区暴发的猴痘疫情相较于既往猴痘疫情具有传播链不同、感染患者众多、传播方式改变等特点，并于猴痘是否会出现变异及今后是否会引发全球大流行尚不可知。所以，我国外防输入病例很关键，只要加强疾病监测和入境检疫，我们相信能够抵抗猴痘病毒大规模的侵入。

5. 感染猴痘病毒后会出现哪些症状？

感染猴痘病毒后不会立即发病，猴痘病毒通常会在人体内潜伏 5 ~ 21 天。

猴痘发病早期，患者会出现寒战、发热，体温多在 38.5 ℃以上，可伴头痛、嗜睡、乏力、背部疼痛和肌痛等症状。多数患者还会出现颈部、腋窝、腹股沟等部位淋巴结肿大。

发病后 1 ~ 3 天出现皮疹。皮疹首先出现在面部，逐渐蔓延至四肢及其他部位，皮疹多呈离心性分布，面部和四肢皮疹较躯干更为多见，手心和脚掌均可出现皮疹，皮疹数量从数个到数千个不等；也可累及口腔黏膜、消化道、生殖器、结膜和角膜等。皮疹经历从斑疹、丘疹、疱疹、脓疱疹到结痂几个阶段的变化，疱疹和脓疱疹多为球形，直径为 0.5 ~ 1 cm，质地较硬，可伴明显痒感和疼痛。从发病至结痂脱落需 2 ~ 4 周。

结痂脱落后可遗留红斑或色素沉着，甚至瘢痕，瘢痕持续时间可长达数年。部分患者可出现并发症，包括皮损部位继发细菌感染、支气管肺炎、脑炎、角膜感染、脓毒症等。

猴痘病毒还会对人体的多个器官造成危害，极少数情况下还会引发败血症。

6. 如何诊断猴痘？猴痘与天花有什么不同？

猴痘诊断可根据流行病学史、临床表现做出大致判断，但猴痘存在不典型的临床表现，容易与其他出疹性疾病相混淆，因此，本病最终确诊必须根据实验室检测结果。

（1）疑似病例

出现猴痘临床表现者，同时具备下列流行病学史中的任一项。①发病前 21 天内有境外猴痘病例报告地区旅居史；②发病前 21 天内与猴痘病例有密切接触；③发病前 21 天内接触过猴痘病毒感染动物的血液、体液或分泌物。

（2）确诊病例

疑似病例且猴痘病毒核酸检测阳性或培养分离出猴痘病毒。

猴痘病毒与天花病毒都属于 DNA 病毒，人体感染这两种病毒会出现类似的症状，所以，严格来说两者算是一种亲戚关系。两者的不同点在于传染源和严重性，天花传染性强，感染后较严重；猴痘传染性比天花弱，且多数能自愈。

7. 猴痘会致死吗？

猴痘为自限性疾病，大部分患者预后良好。严重病例常见于年幼儿童、免疫功能低下人群，预后与感染的病毒分支、病毒暴露程度、既往健康状况和并发症严重程度等有关，死亡率为 1% ~ 11%。

在 2003 年美国暴发期间，一个因土拨鼠而感染猴痘的家庭展示了疾病谱：一名 6 岁儿童因脑炎住院；孩子的母亲有症状并且有多处皮损；而孩子的父亲曾接种过天花疫苗，仅有2处皮损和轻度流感样症状。

无论是猴痘还是天花，愈后都会全身留疤，皮肤出痘处会留下永久性瘢痕，近乎毁容。感染过天花的人，哪怕能活着，也会变成麻子脸，满脸都是坑坑洼洼，终身毁容，无法修复。康熙曾因为染过天花活了下来而被立为皇帝，但也因为染过天花被人称为"康麻子"。

猴痘的毁容效果明显低于天花，但也非常恐怖。

8. 猴痘如何治疗？

猴痘具有自限性，症状通常在 14 ~ 21 天消退。目前国内尚无特异性抗猴痘病毒药物，主要是对症支持和并发症的治疗。

（1）对症支持治疗

卧床休息，注意补充营养及水分，维持水、电解质平衡。体温高者，物理降温为主，超过 38.5 ℃予解热镇痛药退热，但要注意防止大量出汗引发虚脱。保持皮肤、口腔、眼及鼻等部位清洁及湿润，避免搔抓皮疹部位皮肤，以免继发感染。皮疹部位疼痛严重时可予镇痛药物。

（2）并发症治疗

继发皮肤细菌感染时给予有效抗菌药物治疗，根据病原菌培养分离鉴定和药敏结果加以调整，不建议预防性应用抗菌药物。出现角膜病变时可应用滴眼液，辅以维生素 A 等治疗。出现脑炎时给予镇静、脱水降颅压、保护气道等治疗。

（3）心理支持治疗

患者常存在紧张、焦虑、抑郁等心理问题，应加强心理支持、疏导和相关解释工作，根据病情，及时请心理专科医生会诊并参与疾病诊治，必要时给予相应药物辅助治疗。

（4）中医治疗

根据中医"审因论治""三因制宜"原则辨证施治。临床症状为发热者推荐使用升麻葛根汤、升降散、紫雪散等；临床症状为高热、痘疹密布、咽痛、多发淋巴结肿痛者推荐使用清营汤、升麻鳖甲汤、宣白承气汤等。

9. 怎样才能保护自己和他人避免感染猴痘？

目前尚无针对猴痘的特效疫苗，但我们可以做到以下几点来进行预防。

（1）管理传染源

疑似或确诊猴痘感染的患者应立即戴口罩，用长袍或床单覆盖病灶，并隔离在单人房间内。

（2）切断传播途径

①避免接触情况不明的野生动物，尤其是生病或死亡的动物。食用含动物成分食物时必须彻底煮熟。②避免直接接触皮肤病变或猴痘患者使用的物品（如衣服、床上用品和毛巾）。

（3）保护易感人群

①接触患者的临床医生应使用个人防护设备，包括防护服、手套、护目镜和合适的 N95 口罩。②天花疫苗被认为对易

感人群可以提供高达 85% 的交叉保护力。目前在美国有 2 种获得许可的疫苗可用于预防天花：ACAM2000 和 JYNNEOS（也称为 Imvamune 或 Imvanex），这是一种活的、非复制的、改良的正痘病毒疫苗。免疫实践咨询委员会建议职业接触正痘病毒的个人（如研究猴痘病毒样本的研究人员）接种 ACAM2000 或 JYNNEOS 疫苗作为暴露前预防。③与感染猴痘病毒的个体有密切接触者也可以接种 JYNNEOS 暴露后预防。中国疾病预防控制中心（CDC）建议在接触后 4 天内接种疫苗以预防疾病，或在接触后 14 天内接种疫苗以降低疾病的严重程度。但目前这种疫苗并不容易获得。

【小贴士】

关于猴痘毁容的那些事

猴痘的临床表现与天花相似，但症状较轻，发病率、死亡率一般不如天花严重。猴痘如果发现较早，患者保持眼睛、口腔、耳鼻等部位清洁干燥，同时在医生的指导下使用药物治疗，不容易影响整体感官效果。如果发现较晚，皮肤可能逐渐溃烂和结痂，结痂脱落后可遗留红斑或色素沉着，甚至瘢痕，瘢痕持续时间可长达数年，也就是大家都比较担心的"毁容"。但是随着时间的推移，部分瘢痕会逐渐消失。

当然，如果出现了继发细菌感染、支气管肺炎、脑炎、角膜感染、脓毒症等并发症时，可能情况会相对特殊一点，但这些情况相对来说比较罕见。

参考文献

[1] 全国医疗机构感染监测网，全国医院感染监控管理培训基地，国家老年疾病临床医学研究中心．猴痘医院感染防控专家共识 [J]. 中华医学杂志，2023，103（34）：2695—2703.

[2] 潘立鑫，王冠予，樊晓晖．猴痘的病原学、流行病学和防治方法 [J]. 国际生物制品学杂志，2023，46（5）：289—294.

寨卡病毒病：可以让人头变小的传染病

1. 什么是寨卡病毒病？它的病原体有什么特征？

寨卡病毒病是由寨卡病毒引起的一种自限性急性传染病，主要通过带病毒的伊蚊叮咬传播。

寨卡病毒是一种蚊媒病毒，属黄病毒科黄病毒属，为单股正链 RNA 病毒，对酸和热敏感，在 60 ℃的条件下加热 30 分钟即可灭活，70% 乙醇、1% 次氯酸钠、脂溶剂、过氧乙酸等消毒剂及紫外线照射均可使其灭活。寨卡病毒在 pH 6.8 ~ 7.4 的条件下最稳定，在 –70 ℃或冷冻干燥状态下可长期存活。

2. 你了解寨卡病毒的起源吗？

寨卡病毒于 1947 年首次从乌干达寨卡森林中分离获得，故而得名。早期由于人类感染病例较少，临床症状轻微，且流行范围有限，故鲜为人知。直到 2007 年，太平洋雅普岛暴发了大规模寨卡疫情，当地超过 3/4 人群感染发病，随后 2013—2014 年在法属波利尼西亚流行，之后在多个国家引发疫情。

2015—2017 年，巴西等中南美洲地区广泛流行，并发现寨卡病毒感染与新生儿小头畸形和吉兰－巴雷综合征等并发症有关，引起全球广泛关注。2016 年 2 月被 WHO 宣布为全球紧急公共卫生事件。2016 年 2 月，我国出现了首例寨卡输入病例，此后陆续出现数十例输入病例。虽然我国未出现本地流行，但我国学者在贵州自然界蚊体中分离到高致病寨卡病毒毒株，提示我国存在寨卡病毒流行的潜在风险。

3. 寨卡病毒是如何进行传播的？

（1）传染源

寨卡病毒病患者、无症状感染者和感染寨卡病毒的非人灵长类动物。约 20% 的感染者在 3 ~ 14 天的潜伏期后出现临床症状，约 80% 为亚临床感染。我国从 1 例寨卡病毒感染者的妻子（无寨卡病毒临床症状）尿液中检出寨卡病毒，显示无症状感染者可能存在传染性；还有一些研究在猩猩、斑马、大象以及啮齿动物中发现寨卡病毒抗体，表明感染寨卡病毒的非人灵长类动物在寨卡病毒的传播中存在一定作用。

（2）传播途径

带病毒的伊蚊叮咬是本病最主要的传播途径。传播媒介主要为埃及伊蚊、白纹伊蚊，非洲伊蚊和黄头伊蚊也可能传播该病毒。根据监测，我国与传播寨卡病毒有关的伊蚊种类主要为埃及伊蚊和白纹伊蚊，其中埃及伊蚊主要分布于海南省，广东省雷州半岛，云南省的西双版纳州、德宏州、临沧市以及台湾部分地区；白纹伊蚊则广泛分布于我国辽宁、河北、山西、陕西、甘肃、四川、西藏等地区。

该病亦可通过母婴传播（包括宫内感染和分娩时感染）、血源传播和性传播。病毒血症持续时间一般在 10 天以内。在感染者的唾液、尿液、精液中可检测到寨卡病毒 RNA，且持续时间可长于病毒血症期。

（3）易感人群

人群普遍易感，曾感染过寨卡病毒的人可能对再次感染具有免疫力。

4. 寨卡病毒感染是如何引起小头畸形的？

2015 年，巴西卫生部报告当地新生儿小头畸形病例较上一年增长了 20 倍。随后，巴西伯南布哥州的神经科医生发现了孕妇感染寨卡病毒与新生儿先天性小头畸形之间的联系。2016 年 2 月 1 日，WHO 决定将寨卡病毒列为国际关注的公共卫生突发事件。

当婴儿的头围（也称为枕额围）与同年龄及同性别的婴儿的头围参考标准相比小于特定的临界值时，则认为该婴儿患有小头畸形。头围反映颅内体积，是监测儿童大脑发育的重要指标。流行病学分析表明，孕妇在孕早期感染寨卡病毒，新生儿出现小头畸形的风险最高。

寨卡病毒感染致胎儿小头畸形的机制比较复杂。我国学者研究发现，亚洲寨卡病毒株 SZ01 通过直接靶向不同的神经元并在胚胎小鼠大脑中有效复制，寨卡病毒感染导致细胞周期停滞，凋亡和神经祖细胞分化抑制，从而导致皮层变薄和小头畸形。对受感染大脑进行全基因表达的分析显示，寨卡病毒与受体的上调与免疫反应、细胞凋亡及小头畸形相关的基因的失调有关。

5. 感染寨卡病毒后除小头畸形外还有哪些其他的症状？

寨卡病毒病的潜伏期一般为 3 ~ 14 天，平均 7 天。人感染寨卡病毒后，仅 20% ~ 25% 的患者会出现症状，且症状较轻，主要表现为发热（多为中低度发热）、皮疹（多为斑丘疹）、非化脓性结膜炎，可伴有全身乏力、头痛、肌肉和关节痛；少数病例可有眼眶后疼痛、腹痛、腹泻、黏膜溃疡，恶心和呕吐，皮下出血等。

经研究发现，孕妇感染寨卡病毒还可能会造成胎盘功能不全，胎儿发育迟缓、流产及死胎等。除新生儿小头畸形外，先天感染寨卡病毒的新生儿还可出现脑容量减少、脑室肥大、皮质发育畸形、皮质与皮质下白质之间的连接处钙化、脑积水等症状，对神经系统发育有长期影响。巴西的一项随访调查发现，先天感染寨卡病毒的婴儿在两年后的健康评估中出现了语言、听力、视力及生长发育障碍，40% 的患儿在认知、语言或运动中至少有一项的评分低于正常值。

寨卡病毒感染还可引起先天性心血管异常、肝脏疾病（肝钙化，肿大）、肠道改变和吞咽困难、肾发育不全、小阴茎、隐睾、胸腔积液和膈肌麻痹、听力异常、颜面部比例失调、头皮皮肤多余等表现。

寨卡病毒病重症病例少见，临床上的重症病例多会出现脑炎/脑膜炎、吉兰－巴雷综合征、急性播散性脑脊髓炎和呼吸窘迫综合征、心力衰竭、严重血小板减少症等病症。

6. 如何诊断寨卡病毒病?

寨卡病毒感染要通过聚合酶链反应方法和血样病毒分离做出诊断。由于寨卡病毒与登革热、西尼罗河病毒和黄热病等其它黄病毒会发生交叉反应，因此通过血清学方法做出诊断可能较为困难。

（1）疑似病例

①发病前14天内在寨卡病毒病流行地区旅行/居住、与确诊病例或临床诊断病例有过性接触；难以用其他原因解释的发热、皮疹、结膜炎或关节痛等临床表现；②孕期感染寨卡病毒母亲所生的新生儿；③来自流行地区、已知或怀疑其胎儿存在先天性脑畸形的孕妇。

（2）临床诊断病例

疑似病例且寨卡病毒 IgM 抗体检测阳性。

（3）确诊病例

疑似病例或临床诊断病例经实验室检测符合下列情形之一者：①寨卡病毒核酸检测阳性；②分离出寨卡病毒；③恢复期血清寨卡病毒中和抗体阳转或者滴度较急性期呈4倍以上升高，同时排除登革病毒、基孔肯亚病毒等其他常见黄病毒感染。

7. 如何治疗寨卡病毒病？

寨卡病毒病通常症状较轻，不需要做出特别处理。目前尚无针对寨卡病毒的特异性抗病毒药物，寨卡病毒感染的治疗手段主要为对症治疗和支持治疗，包括补液、休息、降温等。

发热应以物理降温为主，高热不退患者可服用解热镇痛药，在排除登革热之前避免使用阿司匹林等非甾体类抗炎药物治疗。可使用对乙酰氨基酚口服，成人用法为每次250～500 mg，每日3～4次，儿童用法为每次10～15 mg/kg，可间隔4～6小时1次，24小时内不超过4次。伴有关节痛患者可使用布洛芬口服，成人用法为每次200～400 mg，4～6小时1次，儿童用法为每次5～10 mg/kg，每日3次。

重症病例应加强脑炎的治疗，注意降温、吸氧、控制静脉补液量和补液速度。人工亚冬眠疗法可防止脑水肿患者发生脑疝。甘露醇、利尿剂静脉滴注可减轻脑水肿。抽搐者可用安定缓慢静脉注射。对呼吸中枢受抑制者应及时使用人工呼吸机。糖皮质激素可抑制炎症反应并减轻血管通透性，使脑组织炎症、水肿和出血减轻。脑水肿的治疗目标是降低颅内压，保持充分的脑灌注以避免进一步缺血缺氧，预防脑疝发生。

虽然目前尚无特效抗病毒治疗药物，但随着研究的深入，寨卡病毒的病毒学特征和致病机制逐步被揭示，从而为治疗药物的设计提供了潜在的靶点。从具有较为明确的药理和安全性且已获批或处于临床试验前阶段的药物中筛选抗寨卡病毒药物，有利于寨卡病毒感染抑制药物临床研究的快速推进。

8. 寨卡病毒病可以治愈吗?

寨卡病毒病可以治愈。寨卡病毒病是一种自限性疾病,病程通常持续1周,但关节痛可持续1个月。重症与死亡病例较少,一般预后良好。

9. 寨卡病毒感染患者如何做好护理?

急性期强调尽早卧床休息。注意对精神状态及体温、脉搏、呼吸、血压等生命体征的观察。饮食以流质或半流质为宜,食物应富于营养并容易消化。保持皮肤和口腔清洁,以免继发感染。注意维持水电解质平衡,加强饮水。

孕妇感染寨卡病毒可出现胎儿畸形,因此对感染寨卡病毒的孕妇,应定期产检,每3 ~ 4周监测胎儿生长发育情况。

10. 寨卡病毒患者住院期间需要隔离吗? 什么时候可以出院?

患者及无症状感染者应当实施有效的防蚊隔离措施10天以上,以减少人 – 蚊 – 人之间的播散。4周内避免献血,6个月内如发生性行为应使用安全套或禁欲。

住院患者何时能够出院,应由医生综合评价病情转归情况以决定出院时间,一般来说,应符合以下条件:①体温正常,临床症状消失。②血液核酸连续检测2次阴性(间隔24小时以上);不具备核酸检测条件者,病程≥ 10天。

11. 有针对寨卡病毒的疫苗吗?

虽然多种疫苗如 mRNA 疫苗、DNA 疫苗和亚单位疫苗已经在细胞、小鼠或非人灵长类动物的实验中取得了很好的效果，但目前尚无上市疫苗。

12. 如何预防感染寨卡病毒病?

目前，寨卡病毒病在我国尚无本地流行，防控寨卡疫情的主要工作是严格海关检疫，及时发现并控制输入病例，防止本土病例产生。另外控制伊蚊的密度有助于限制寨卡疫情的传播，若出现疫情需尽快发现传染源并采取措施进行控制。

预防先天性寨卡病毒感染的方法是预防母亲感染寨卡病毒。预防包括青少年、儿童在内的所有人群寨卡病毒感染的方法主要是避免前往寨卡病毒流行区域，避免蚊虫叮咬。

蚊虫可存在于室内或室外，伊蚊多数在白天叮咬人类，因此，应24小时预防蚊虫叮咬。

预防蚊虫叮咬的措施如下：①使用空调或纱门纱窗；②穿长袖上衣和长裤(最好是浅色衣服)；③使用驱蚊剂，驱蚊剂可涂于暴露在外的皮肤上或喷在衣物上，并应含有避蚊胺或驱蚊酯等驱虫剂，驱虫剂必须严格按照标签说明使用，孕妇可以安全使用上述驱虫剂；④在蚊帐内睡觉，尤其是在伊蚊最为活跃的白天；⑤查明并清除潜在的蚊子孳生场所，将水桶、花盆或者汽车轮胎等可能蓄水的容器实施排空、保持清洁或者加以覆盖。

建议生活在已知发生寨卡病毒本地传播的地区或从这些地区返回的夫妇要采取安全性行为或者禁欲至少6个月，以确保可能存在的寨卡病毒感染得到清除；当男性伴侣带有症状，如皮疹、发热、关节痛、肌肉痛或结膜炎时，要采取安全性行为或者禁欲至少6个月。

【小贴士】

预防蚊虫传染病的方法

1. 家庭灭蚊

可采用物理、化学方法综合治理。

（1）房间加装纱门纱窗，夏季时使用蚊帐减少人蚊接触。

（2）垃圾桶应加盖，居民家庭花瓶和水养植物至少每周彻底换水一次，清理空调托盘、花盆底碟积水，保持地漏处无积水，清除蚊虫孳生环境。

（3）按使用说明使用蚊香和杀虫气雾剂灭蚊，杀虫气雾剂喷洒过量对人体会有一定的毒性，使用时注意安全。

2. 野外防蚊

（1）夏季尽量避免在河边或者森林逗留。

（2）适当使用驱蚊剂，驱蚊剂可涂于暴露在外的皮肤上或喷在衣物上。

（3）穿浅色长袖衣服尽量避免皮肤外漏。

（4）避免去疫区旅行。

参考文献

[1 中国科学技术馆. 寨卡病的前世今生. [EB/OL]. （2017-6-15）[2024-7-3]
  https://www.cdstm.cn/gallery/media/mkjx/bkzs/201706/t20170615_508764.html.

登革热：小小蚊子，威力无穷

1. 什么是登革热？跟蚊子有什么关系？有什么样的威力？

登革热（dengue fever，DF）是一种由携带登革病毒（dengue virus，DV）的蚊媒叮咬引起的急性传染性疾病。登革病毒属于黄病毒科中的黄病毒属，由埃及伊蚊或白纹伊蚊携带传播。

登革病毒对热敏感，在 56 ℃ 的条件下加热 30 分钟可灭活，但在 4 ℃ 的条件下其感染性可保持数周之久。超声波、紫外线、0.05% 甲醛溶液、乳酸、高锰酸钾、龙胆紫等均可灭活病毒。病毒在 pH 7.0 ~ 9.0 时最为稳定，在 –70 ℃ 或冷冻干燥状态下可长期存活。

伊蚊类具有明显的外表特征（黑白斑纹），其多孳生于居住区具有积水特性的小型积水地方和容器中，吸血活动常受气候、温度、湿度和光线的直接影响，活动高峰时间为 7∶30 ~ 9∶00 及 17∶00 ~ 19∶30。

登革热在我国被划分为乙类传染病，作为一种病毒性传染病，感染的患者常具有多种临床症状，如体温升高至 40 ℃、头痛、肌肉关节痛、全身乏力、恶心、呕吐等，部分患者伴有皮疹、淋巴结肿大等症状，严重者可发展为登革出血热、脓毒血症、登革休克综合征，甚至危及生命。

2. 登革热是如何进行传播的？

登革热是由登革病毒经伊蚊传播的急性虫媒病毒传染病，其具有传播迅速、发病率高、重症患者死亡率高等特点。

（1）传染源

登革热患者、隐性感染者和登革病毒感染的非人灵长类动物及带病毒的媒介伊蚊。

（2）传播途径

主要通过伊蚊叮咬传播。传播媒介主要为埃及伊蚊和白纹伊蚊。即蚊虫叮咬登革热患者后，会导致自身被感染，进而通过叮咬传播给他人。非蚊媒传播途径有母婴传播、输血传播、器官移植传播及职业暴露。

（3）易感人群

可接触到患者或病毒的人群更容易感染，如医务人员、病毒研究所工作人员、患者家属等；在工作中易接触到蚊虫的人员更易被感染，如农民、清洁人员、野外工作者等；卫生条件差、卫生习惯差的人群；免疫力低下的人群，如婴幼儿、老人、孕妇、糖尿病患者、肝病患者等；生活在登革热流行地区的人群。

人体可对同型病毒产生持久免疫力，但对异型病毒感染不能形成有效保护，若再次感染异型或多个不同血清型病毒，机体可能发生免疫反应，从而导致严重的临床表现。

（4）流行特征

登革热流行于全球热带及亚热带地区，尤其是在东南亚、太平洋岛屿和加勒比海等 100 多个国家和地区。主要发生在夏秋季。

3. 登革热主要在什么地区流行？中国是否有感染的风险？

全世界每年大约有 3.9 亿人感染登革热，约有 9600 万人患病，波及 120 多个国家，以非洲、美洲、东南亚、西太平洋地区最为严重。

随着全球气候变暖情况的加剧，登革热的传播现逐渐向温带、寒带及海拔较高的地区蔓延，并且血清型的流行种类也在发生改变。WHO 已将登革热视为重大公共卫生问题。

我国地处亚洲中心位置，国土区域包含热带、亚热带等，在我国的南方及其沿海等地区，如广东、云南、福建、浙江等地近年来登革热病例时有报道。因此，需要采取防控措施。

4. 感染登革热后会出现哪些症状？可能引起哪些并发症？

登革热的潜伏期一般为 1 ～ 14 天，多数为 5 ～ 9 天。典型登革热病程分为 3 期，即发热期、极期和恢复期。根据病情严重程度，登革热分为普通登革热和重症登革热。多数患者表现为普通登革热，可仅有发热期和恢复期，仅少数患者发展为重症登革热。登革热初次感染患者的早期症状并不明显，容易发生误诊，典型症状为发热，常伴乏力、肌痛、畏寒，可能会出现皮疹、消化道出血、鼻衄或女性的阴道不规则出血等症状。

（1）发热期

登革热患者通常隐匿起病，首发症状为骤起高热，可伴畏寒，24小时内体温可达40℃。发热期一般持续3～7天。除发热外，患者还可出现头痛，眼眶痛，全身肌肉、骨骼和关节疼痛，乏力，恶心，呕吐，食欲缺乏，腹痛，腹泻等症状。登革热患者在发热期可出现不同程度的出血现象，在病程第3～6天，颜面、四肢出现充血性皮疹或点状出血疹，典型皮疹为四肢针尖样出血点，或融合成片的红斑疹，其中可见散在小片的正常皮肤。

（2）极期

极期通常出现在病程的第3～8天，此期部分患者可因毛细血管通透性增加导致明显的血浆渗漏，可出现腹部剧痛、持续呕吐、球结膜水肿等，症状严重者可引起休克，出现低体温、心动过速、四肢湿冷或测不到血压等表现。重症登革热患者死亡通常发生在极期开始后的24～48小时，其中伴有基础疾病（高血压、糖尿病和肺部感染多见）和其他感染性疾病（乙型病毒性肝炎、肺结核多见）的登革热患者更容易转化为重症病例。

（3）恢复期

极期后的2～3天，患者病情好转，胃肠道症状减轻，白细胞及血小板计数回升，进入恢复期，部分患者皮肤上可见针尖样出血点，并伴有皮肤瘙痒。

（4）重症登革热预警指征及其他非典型表现

高龄、心血管疾病、脑卒中、糖尿病、慢性呼吸道疾病及肾病等是发生重症登革热的高危因素。临床预警指征包括但不限于以下情况：①退热后病情恶化或持续高热1周不退；②严重腹部疼痛或持续呕吐、胸闷、心悸、心律失常；③昏睡或烦躁不安；④明显出血倾向（黏膜出血、皮肤淤斑等）；⑤少尿；⑥胸腔积液、腹腔积液或胆囊壁增厚等。实验室预警指标包括：①发病早期血小板快速下降；②血清白蛋白降低；③红细胞比容升高。

感染登革病毒后可能会出现中毒性肝炎、心肌炎、电解质及酸碱失衡、二重感染、急性血管内溶血等并发症，应当积极防治。

5. 如何诊断登革热？

根据流行病学史、临床表现及实验室检查结果，可做出登革热的诊断。在流行病学史不详的情况下，根据临床表现、辅助检查和实验室检测结果做出诊断。

（1）疑似病例

符合登革热临床表现，有流行病学史（发病前15天内到过登革热流行区，或居住地有登革热病例发生），或有白细胞和血小板减少者。

（2）临床诊断病例

符合登革热临床表现，有流行病学史，并有白细胞、血小板同时减少，单份血清登革病毒特异性 IgM 抗体阳性。

（3）确诊病例

疑似病例或临床诊断病例，急性期血清检测出 NS1 抗原或病毒核酸，或分离出登革病毒或恢复期血清特异性 IgG 抗体滴度呈 4 倍以上升高。

（4）重症登革热的诊断

有下列情况之一者：①严重出血：皮下血肿、呕血、黑便、阴道流血、肉眼血尿、颅内出血等；②休克：心动过速、肢端湿冷、毛细血管充盈时间延长＞3 秒、脉搏细弱或测不到、脉压差减小或血压测不到等；③严重的器官损伤 [ALT 和（或）AST ＞ 1000 IU/L]、ARDS、急性心肌炎、急性肾功能衰竭、脑病和脑炎等。

登革热的临床表现多样，注意与肾综合征出血热、发热伴血小板减少综合征、麻疹、荨麻疹等疾病相鉴别。

6. 如何治疗登革热?

目前尚无特效的抗病毒治疗药物，主要采取支持及对症治疗措施。治疗原则是早发现、早诊断、早治疗、早防蚊隔离。重症病例的早期识别和及时救治是降低病死率的关键。

（1）一般治疗

①卧床休息，清淡饮食；②防蚊隔离至退热及症状缓解，

不宜过早下地活动，防止病情加重；③监测神志、生命体征、液体入量、尿量、血小板、HCT、电解质等。对血小板明显下降者进行动静脉穿刺时，要防止出血、血肿发生。

（2）对症治疗

①退热：以物理降温为主，对出血症状明显的患者，避免采用酒精擦浴。解热镇痛类药物可能出现严重并发症，应谨慎使用；②补液：口服补液为主，适当进流质食物，对频繁呕吐、进食困难或血压低的患者，应及时静脉输液；③镇静止痛：可给予地西泮、罗通定等对症处理。

（3）重症登革热的治疗

除一般治疗中提及的监测指标外，重症登革热病例还应动态监测电解质的变化。对出现严重血浆渗漏、休克、ARDS、严重出血或其他重要脏器功能障碍者应积极采取相应治疗措施。

（4）中医药辨证论治方案

登革热病属于中医学的"瘟疫"范畴，可参照温病学"疫疹""湿温""暑温""伏暑"等病证辨证论治。

（5）其他治疗

预防并及时治疗各种并发症。

7. 登革热可以治愈吗？会复发吗？

登革热是可以治愈的。登革热是一种自限性疾病，通常预后良好。影响预后的因素包括患者既往感染登革病毒史、年龄、基础疾病、并发症等。少数重症登革热病例可因重要脏器功能衰竭死亡。如果再次接触病毒可能会有复发的风险。

8. 如何预防感染登革热？

我国目前尚无登革热疫苗可用。当前，我国登革热的预防控制策略为政府主导、多部门合作、联防联控、属地管理和全社会参与。开展健康教育，以强化监测预警为重点，开展实施媒介伊蚊可持续控制，严防输入病例引起的本地传播暴发，提高诊治水平，加强病例管理，减少发病和死亡。

登革热主要的预防措施是防蚊灭蚊，切断传播途径，保护易感人群；如杀灭成蚊，清除伊蚊的孳生地，做好个人防护，穿长袖衣裤，使用防蚊驱避剂等。同时及早发现患者（特别是发热 5 天内的患者），并对患者实行防蚊隔离措施尤其重要。

9. 登革热患者在日常生活有哪些注意事项？

（1）避免传染他人

患者需要进行隔离，房间需要防蚊虫，治疗中要积极配合医生，直至解除隔离。解除防蚊隔离的标准为病程超过 5 天，并且热退 24 小时以上。

（2）自我监测

注意监测体温变化，如发现异常，出现发热等原有症状或有新的症状时应及时就诊。

（3）饮食

患病期间饮食多以流质或半流质为主，如米汤、菜汤等。补充蛋白质，如牛奶、瘦肉、鱼类等；多吃富含辅酶 Q10 的食物，如新鲜蔬菜、水果等。避免吃辛辣、刺激性的食物。

（4）运动

早期患者宜卧床休息，恢复期的患者也不宜过早活动，康复后可适量运动，如快走、慢跑、跳舞等。

【小贴士】
被称为"断骨热"的登革热

1. 疼痛如断骨，发病如恶魔缠身

登革热主要表现为突然暴发的发热寒战、头痛、眼眶疼痛及腰背痛。在病初的数小时，患者可以感到双腿及全身多处关节极度的疼痛，曾有"断骨热"之称。

2. 首次感染症状轻，再次感染很严重

登革病毒分为 4 种血清型，一般来说，第一次感染，大多数人症状不严重，康复后会对所感染的血清型登革热产生免疫抗体。但之后再感染另一种血清型登革病毒，则可能导致重症，严重者会引起休克、器官衰竭等。

3. 罪魁祸首——伊蚊

伊蚊俗称"花蚊子"，可分为白纹伊蚊及埃及伊蚊。白纹伊蚊在室外主要栖息在阴暗避风处，如缸、罐、坛的内壁，工地积水的基槽内壁；在室内则倾向于停留在墙上、桌椅和床下、悬挂的衣服上等。埃及伊蚊是典型的"家蚊"，主要栖息在室内避风阴暗处，如水缸脚、碗柜背后、卧室床底、墙角、蚊帐等处，悬挂的有汗渍的黑衣服，更受它们喜爱。无论是白纹伊蚊还是埃及伊蚊都是登革热病毒的主要传播媒介。

参考文献

[1] 唐士元 . 登革热和登革出血热流行趋势的分析 [J]. 中华流行病学杂志，1990（2）：113—115.

[2] Controlprevention C F D. Dengue outbreak associated with multiple serotupes— Puerto Rico，1998[J]. MMWR. Mortal Wkly Rep，1998，47：952—956.

疟疾：每年夺走数百万人性命

1. 什么是疟疾？

疟疾是一种寄生虫病，是由疟原虫感染引起的寄生虫病，主要是通过雌性按蚊叮咬传播。临床上通常以经常发作的间歇性寒战、高热、继而出汗后高热缓解为主要特点。

疟疾是人类历史上一种很久远的疾病，国外称其为"bad air"，后来意大利学者称之为"malaria"。我国早在3000多年前的殷商时代就已有疟疾流行的记载，人们通过不断实践得出"疟，秉枣"，即以枣治疟的经验；战国时代，人们找到了更多有效治疗疟疾的药物，《东次四经·北号山》中描述有一种树"其状如杨赤华，其实如枣而无核，其味酸甘，食之不疟"；西周时期《周礼·天官冢宰》说"四时皆有疠疾"，而"秋时有疟寒疾"，指出疟疾主要流行于秋季；《礼记·月令》说"行夏令，则国多火灾，寒热不节，民多病疟"，也指出疟疾主要在秋季流行；秦汉时期成书的《黄帝内经·素问》中，《疟论》和《刺疟论》就是两篇疟疾专论，全面总结了秦汉及其以前人们对疟疾的认识，从而形成了较为系统的疟疾医学理论。

疟疾属于我国五大寄生虫病（钩虫病、丝虫病、疟疾、血吸虫病、黑热病）之一，可以对人类产生巨大的危害。根据寄生于人体的疟原虫不同可分为间日疟、恶性疟、三日疟及卵形疟。

据报道，全球大约有2亿多例疟疾病例，死亡率大约为0.3%，其中大多数发生在撒哈拉以南的非洲。自2000年以来，全球疟疾死亡率已经下降至42%，但是，大多数的国家和地区都会出现疟疾传播。

2. 疟疾的流行地区主要在哪里？

疟疾呈全球分布，其中最为严重的要属热带、亚热带。温带流行主要是在夏秋季节，明显有季节差异，与传播媒介所需要的生活条件有关。

在我国，疟疾流行地区可以分为以下3类：

（1）疟疾最为高发的地区，即南岭山脉以南地区。各个种类的疟疾均有发生，恶性疟和混合感染发生率也比较高。

（2）以间日疟为主要流行种类的地区有南岭山脉和秦岭、淮河之间的地区。两地区常会出现暴发流行。

（3）疟疾流行较轻的地区，即北方地区，间日疟是唯一的流行种类，但可能会发生恶性疟输入。

不会发生疟疾的地方，包括青藏高原、西北、内蒙古及东北。当地环境不适合疟原虫的生长。

根据不完全统计，1940年左右，大约有3000万的人口感染疟疾，死亡率可达1%。1950年左右，全国有70%～80%县（市）有疟疾的存在。但随着社会的发展及抗疟工作的进一步开展，1995年之后，除海南、云南两省还会出现恶性疟流行外，其余的城市未再发现恶性疟。40年间，疟疾死亡率已经下降了0.4%，1998年，疟疾死亡率大约为0.08%。但2000年疫情出现"死灰复燃"的趋势，主要集中在我国江苏、河南、安徽、湖北等中部地区。

3. 人类是如何感染疟疾的？

想到传染病，就不得不说一下传染源、传播途径、易感人群了。

（1）传染源

疟疾患者及带疟原虫者。

（2）传播途径

主要通过雌性按蚊叮咬人体传播，也有输血或者母婴传播导致感染疟疾的，但只有少数。中华按蚊是我国感染疟疾的优势种，也是平原地区间日疟的主要传播媒介，山区由微小按蚊传播，丘陵地区为雷氏按蚊，海南岛山林地区则为大劣按蚊。

（3）易感人群

人群对疟疾普遍易感。感染后可以获得不太持久且程度一般的免疫力。各种疟疾均可能发生，相互之间的免疫力并不影响，但多次重复感染后，发病症状可较轻，而初次进入疫区感染者，症状常较重。

高危因素与免疫力有关。免疫力差或者没有免疫力的人群要比免疫力强的更容易感染疟疾。高危人群包括以下几类：①在疟疾流行地区免疫力低下的儿童；②无免疫力的孕妇，疟疾可以导致高流产率，严重的可以导致孕产妇死亡；③在疟疾流行地区中免疫力低下的孕妇，疟疾可以导致流产和低体重新生儿的产生，尤其在前两次怀孕期间；④艾滋病感染者和艾滋病患者等有免疫系统疾病的患者；⑤来自没有疟疾流行地区的旅客；⑥长期居住在外后回到疟疾流行地区的生活者。

4. 感染疟疾后会出现哪些症状？

潜伏期依疟原虫株的类别而不同。一般而言，间日疟及卵形疟的潜伏期通常为 11 ~ 13 天，三日疟则为 18 ~ 35 天，恶性疟为 7 ~ 9 天。但是通过输血感染的疟疾潜伏期较短，一般在输血后 7 ~ 10 天发病。

（1）普通型疟疾

①寒战期：突起畏寒、寒战，面色苍白，唇指发绀，四肢发凉，寒战持续 10 ~ 60 分钟，随即进入高热期。②高热期：寒战停止后，体温迅速上升，常达 40 ℃或更高，全身酸痛，口渴、烦躁甚至谵妄，面色潮红，皮肤干热，脉搏有力，此期持续 2 ~ 6 小时。③大汗期：高热后期全身大汗淋漓。大汗后体温骤降至正常或正常以下。自觉症状明显缓解，但仍感疲乏，本期历时 1 ~ 2 小时。

上述发作后有一定间歇期，间歇期多数患者体温正常，间日疟和卵形疟的间歇期为 48 小时，三日疟为 72 小时，恶性疟发热无规律。可在左肋缘下扪及肿大的脾，质地柔软，有压痛，但热退后可回缩，反复发作者脾大明显，质较硬。肝轻度肿大，压痛。

（2）重型疟疾

①脑型：急起高热、剧烈头痛、呕吐，常出现不同程度的意识障碍。多数患者有脑膜刺激征和病理反射阳性。部分严重患者可出现严重脑水肿、呼吸衰竭导致死亡。②超高热型：起病急，体温迅速上升至 41 ℃以上并持续不退，患者皮肤灼热、烦躁不安、呼吸急促、谵妄，常发展为深度昏迷而死亡。③厥冷型：患者肛温在 38 ~ 39 ℃以上，无力、皮肤苍白或轻度发绀、体表湿冷，常有水样腹泻或频繁呕吐，继而脉搏细弱、血压下降，多死于循环衰竭。④胃肠型：除疟疾典型症状外，患者常有腹泻，粪便先为黏液水便，每日数十次，后为血便、柏油便，伴下腹或全腹痛。重者死于休克和肾衰竭。

（3）特殊类型疟疾

①输血疟疾：由输入带疟原虫的血液引起症状与蚊传疟疾相似，因只有红细胞内期疟原虫，治疗后一般无复发。②婴幼儿疟疾：胃肠道症状明显，发热不规则，可有张弛热或稽留热型，脾大显著，贫血，易发展为凶险型，预后差。经垂直传播的疟疾常于出生后 1 周左右发病，亦不会复发。

疟疾复发是由寄生于肝细胞内的迟发型子孢子引起的，其发作与初发相似，时间距初发后半年以上，只见于间日疟和卵形疟。疟疾再燃是由血液中残存的疟原虫引起的，四种疟疾都有发生再燃的可能性，多见于病愈后的 1 ~ 4 周。

5. 如何诊断疟疾？

（1）流行病学史

在疟疾流行的季节，在疟疾流行区停留过，或者最近有过输血史，或者以前感染过疟疾的患者均可能患疟疾。

（2）临床表现

典型的临床表现：有规律性发冷、发热、出汗等症状，可能每天或隔一天或隔两天发作一次。严重者可能会出现意识障碍或者昏迷，并发症主要有颅脑、胃肠、肝功能、肾功能等方面的损害，还会发生休克、溶血、肺水肿、贫血、出血、低血糖、酸中毒等症状。

不典型的临床表现：发热的热型和发作周期不规律，伴或者不伴有腹泻等胃肠道症状，也可能会出现头痛、谵妄等中枢神经系统方面的症状。可以根据患者是否出现严重并发症，将疟疾患者分为普通型病例和重症病例，重症病例以脑型疟多见。

（3）实验室检查

血涂片在显微镜下可以见到疟原虫等。

6. 疟疾应该如何治疗？

（1）基础治疗

①发病期应该 24 小时应卧床休息；②要注意营养物质的

补充，对于胃口不好的患者给予流质或半流质饮食，不能进食者应该适当补液，有贫血者可适当补充铁剂；③寒战时注意保暖，出汗时及时擦干身上的汗，及时更换被服，以免着凉。高热时一般采用物理降温，高热难忍时也可以采用药物降温，应严密观察患者病情，记录生命体征的变化，详细记录出入量，做好基础护理；④做好隔离。

（2）病原治疗

病原治疗的目的是既要杀灭红血细胞内期的疟原虫以控制发作，又要杀灭红血细胞外期的疟原虫以防止解毒复发，还要杀灭配子体以防止孢子囊传播。

7. 如何预防感染疟疾？

我国目前的疟疾防治策略是执行"因地制宜、分类指导、突出重点"的方针，采取相对应的综合性防治措施，坚持长期作战，反复斗争。

（1）管理传染源

健全疫情报告，根治疟疾现症患者及带疟原虫者。

（2）切断传播途径

在疟疾流行区清除按蚊孳生场所及广泛使用杀虫药物是预防疟疾的基本方法。蚊虫防治的目的主要是清除传病媒介的蚊虫种群。防治方法主要包括环境治理、物理防治、化学防治。

环境治理包括环境改造和处理，如在水源较远的村庄居住，做好周围的卫生，清理村庄周围的水池及水塘，处理可能存放积水的废弃容器，清除水渠周围的杂草等一系列消除蚊子出生地的方法；在床上挂蚊帐，家里装纱窗，使用电蚊拍都是防蚊的物理防治方法；在屋内喷洒杀虫剂、睡觉时使用蚊香片、外出时随身喷洒花露水及使用驱蚊贴等都属于化学防治的方面。

（3）保护易感人群

①药物预防，包括治疗带疟原虫者及进入疟区的健康人预防服药。在流行区对 1～2 年内有疟疾病史的人，流行高峰集体进行抗复发治疗；②疫苗预防，疟疾疫苗的研究在最近的 30 年中取得了明显的成果。研制出了一系列针对疟原虫生活史各期的候选疫苗。疟疾疫苗可分为子孢子疫苗（抗感染疫苗）、肝期疫苗（抗红细胞外期疫苗）、无性血液期疫苗（抗红细胞内期疫苗和抗裂殖子疫苗）和有性期疫苗（传播阻断疫苗）等，可以根据需要注射。

【小贴士】

中国已经消除了疟疾

2021 年 6 月 30 日 8 时，WHO 总干事谭德塞正式宣布，中国已经消除了疟疾。这个"消除"代表的含义是一个国家内所有人类疟疾寄生虫的本地传播至少中断连续 3 年，且该国已经建立起一个能够防止本地传播再次发生的全面运行的监测和应对系统。

　　目前输入性疟疾是我国防治的重点，输入性疟疾在诊断后，1天内完成病例报告，3天内完成病例核实与流行病学个案调查，7天内完成疫点调查与处置。同时，利用互联网大数据对输入人员进行密切监测，评估出高风险地区加以严管。

　　健全的基本医疗保障体系所提供的有效治疗与预防、对人口流动的监控和在技术、资本、人才不足时广泛的群众动员，以及长时间的坚持，是中国最终消灭疟疾的关键。

参考文献

中华人民共和国中央人民政府.中国获消除疟疾认证，我国卫生事业史上又一座里程碑.[EB/OL].（2021-7-10）[2024-7-3]https://www.gov.cn/xinwen/2021-07/10/content_5623932.htmc9808a116999/page.htm.

狂犬病：致死率 100% 的传染病

1. 什么是狂犬病？

狂犬病是一种由狂犬病毒引起的急性人畜共患传染病，它主要侵犯中枢神经系统。狂犬病毒通常由感染狂犬病的动物以咬伤方式通过唾液传给人，患者主要的临床表现有恐水、怕风、恐惧不安、咽肌痉挛、进行性瘫痪等，因有典型的恐水症状，所以又名恐水症。

我国春秋时期《左传》中已有狂犬病的记载，描述疯犬咬伤可引起人死亡。该病至今无特效药物治疗，一旦发病，病死率达 100%。但法国学者巴斯德在 1885 年发明了狂犬病减毒活疫苗，可应用于该病的预防。

狂犬病毒属弹状病毒科拉沙病毒属。在组织细胞内的狂犬病毒，于室温或 4 ℃的环境中，传染性可保持 1 ~ 2 周；若置于中性甘油中，在室温下可保存数周，在 4 ℃的条件下可保存数月。狂犬病毒易被紫外线、苯扎溴铵（新洁尔灭）、碘酒、高锰酸钾、乙醇、甲醛等灭活，在 100 ℃的条件下，2 分钟就可以将其灭活。

2. 狂犬病为什么会流行?

一是狂犬病的主要宿主——犬,在我国非常常见,几乎是一户一狗;二是我国地大物博,狂犬病宣传难以普及,并且狂犬病宣传知识点多、涉及的方面广、难度系数较大;三是狂犬病研究工作的进展程度缓慢,疫苗相对缺乏;四是不断出现的新发传染病更容易转移人们的注意力。

3. 我国狂犬病的流行情况怎样?

我国的狂犬病大多数发生在农村,城市也会发生,但病例极少,除非郊区的疯犬窜入,主要是因为近年来,城市的管理中加强了对流浪狗的管理。但是农村的流浪犬四处可见,有些县城也到处可见宠物犬散养、散放的现象,需要加强对它们的管理。

1980年左右,许多地区都曾经出现过严重的狂犬病流行,主要是因为农村居民的生活质量得到了提高,居民开始养犬,病例最高达到7000例左右,后面由于采取了一系列限制养犬等控制犬数量的措施,并且有些流行区还大规模进行犬的疫苗注射,所以1990年以后狂犬病发病率逐年下降,到1996年的时候,全国只有150多人患病,但1997年狂犬病病例开始上升,到2000年左右,狂犬病主要发生在南方几个省市的农村,病例已经达到400多例。主要的原因有以下两点:第一,封建迷信,当地人认为犬肉营养丰富,为大补之物,所以吃狗肉盛行,当地人通过大量养犬、卖犬来增加收入;第二,狂犬病疫苗的抗病质量下降,对人们的保护程度也有所下降。

4. 人类是如何感染狂犬病的？

狂犬病作为传染病家族之一，离不开传染病的 3 个传播要素：传染源、传播途径、易感人群。

（1）传染源

带狂犬病毒的动物是本病的传染源，我国狂犬病的主要传染源是犬，高达 80% ~ 90%，其次为猫、猪、牛、马等家畜。但是，在发达国家地区，由于当地对流浪犬的控制及对家养犬的强制免疫，蝙蝠、浣熊、臭鼬、狼、狐狸等野生动物替代犬成为了主要传染源。

通常来说，狂犬病不存在人传人的现象，所以狂犬病患者不是传染源。

（2）传播途径

病毒主要通过咬伤传播，也可由带病的犬通过唾液经伤口、受伤的黏膜和皮肤入侵，也有少数可在对病犬进行宰杀、剥皮、切割等过程中感染狂犬病。研究表明，蝙蝠群居洞穴中的含病毒气溶胶可经呼吸道传播，器官移植也可以传播狂犬病。

（3）易感人群

人群普遍易感，和动物接触较多的人群比常人更容易患病，如兽医与动物饲养员。全年均可发病，但冬季较少，男多于女，以农村青少年居多。人被病犬咬伤后发病率为 15% ~ 20%，被病兽咬伤后发病的可能性主要与下列因素有关：①咬伤部位：被咬伤头、面、颈、手指处的患者发病概率高于被咬伤其他部位的患者；②咬伤的严重性：创口深而大的患者发病概率高；③局部处理情况：咬伤后迅速彻底清洗者发病概率较低；

④及时、全程、足量注射狂犬疫苗和免疫球蛋白者发病概率低；⑤被咬伤者、免疫功能低下或免疫缺陷者发病概率高。

5. 狂犬病患者有哪些症状？

狂犬病毒潜伏期长短不一，患者多在 3 个月内发病，潜伏期可长达 10 年以上，潜伏期主要与年龄、伤口部位、伤口深浅、入侵病毒数量等因素相关。

狂犬病分为狂躁型和麻痹型，前者以急性或暴发性致死性脑炎为特征，后者呈脊髓神经及周围神经受损的表现。

狂躁型狂犬病典型临床经过分为 3 期。

（1）前驱期

常会出现低热、乏力、头痛、恶心、周身不适的症状，随后开始恐惧、焦虑、烦躁、失眠，对声、光、风等刺激敏感，并出现喉头紧缩感。其中，具有诊断意义的早期症状是在愈合的伤口周围出现烧灼、痒、痛、麻及蚁走等感觉。

（2）兴奋期

表现为高度兴奋、恐惧不安、恐水、恐风。体温可达 38 ～ 40 ℃，甚至超过 40 ℃。恐水为本病的特征，典型的患者虽然很渴，但是不敢喝水，看见水流，听见流水声音，更有甚者听到别人提到水都会引起咽喉肌严重痉挛。外界的多种刺激，如风、光、声也可引起患者的咽肌痉挛。

（3）麻痹期

患者肌肉痉挛逐渐停止，进入全身弛缓性瘫痪，患者由安静进入昏迷状态。最后因呼吸循环衰竭死亡。该期持续时间较短，一般为 6 ~ 18 小时。

麻痹型狂犬病患者临床表现以脊髓或延髓受损为主，此类型的患者无兴奋期和典型的恐水表现，比较常见的是高热、头痛、呕吐、腱反射消失、肢体软弱无力、共济失调和大小便失禁，最终也会因全身弛缓性瘫痪而死亡。

本病全程一般不超过 6 天，一旦出现上述症状，病情进展迅速，100% 的患者会在短期内死亡。

6. 如何诊断狂犬病？

患者有被狂犬病病兽咬伤或抓伤史，出现典型症状，如恐水、怕风、咽喉痉挛，或怕光、怕声、多汗、流涎，或咬伤处出现麻木、感觉异常等即可做出临床诊断。

麻痹型狂犬病患者以横断性脊髓炎或上行性麻痹等症状为主要表现。确诊依靠检查病毒抗原，病毒核酸或尸检脑组织中的内基小体。

7. 狂犬病治疗方式是什么？

狂犬病发病后以对症支持治疗为主。

（1）隔离患者

单室严格隔离患者，防止唾液污染，尽量保持病室安静，减少探视，减少水、光、风、声等各种刺激。

（2）对症治疗

加强对生命体征的测量，及时发现患者的病情变化，遵医嘱进行镇静、解除痉挛、给氧等治疗，必要时行气管切开，及时纠正酸中毒、补液、纠正心律失常，出现脑水肿时给予脱水剂等。

8. 狂犬病如此可怕，应该如何预防？

（1）管理传染源

主要需要加强对犬的管理。管理和免疫家犬，并实行进出口动物检疫等措施。病死动物应给予焚毁或深埋处理。

（2）伤口处理

应用 20% 肥皂水或 0.1% 苯扎溴铵（新洁尔灭）彻底冲洗伤口至少半小时，力求去除犬涎，挤出污血。彻底冲洗后用 2% 碘酒或 75% 酒精涂擦伤口，伤口一般不予缝合或包扎，以便排血引流。如有抗狂犬病免疫球蛋白或抗狂犬病血清，则应在伤口底部和周围行局部浸润注射。此外，还需要注意预防破伤风及细菌感染。

（3）预防接种

疫苗接种以及免疫球蛋白注射。

9. 一旦被狗咬伤，应该如何处理？

（1）冲洗伤口

一是以最快速度把沾染在伤口上的狂犬病毒冲洗掉，因为时间一长，病毒就会进入人体组织，侵犯中枢神经，置人于死地；二是要彻底，由于犬、猫咬的伤口往往外口小、里面深，这就要求冲洗时尽量把伤口扩大，让其充分暴露，并用力挤压伤口周围软组织，冲洗的水量要大，水流要急，最好是直接对着自来水龙头冲洗；三是伤口不可包扎，除了个别伤口大，又伤及血管需要止血外，一般不使用止血药物，也不要包扎，因为狂犬病毒是厌氧的，在缺乏氧气的情况下，狂犬病毒会大量生长，伤口反复冲洗后，要及时去往医院做进一步伤口冲洗处理。

（2）正确使用抗狂犬病血清

狂犬病被动免疫制剂的作用机制为在伤口局部浸润注射以中和伤口清洗、消毒后残留的病毒，降低伤口局部病毒数量从而降低发病率。目前我国的狂犬病被动免疫制剂有狂犬患者免疫球蛋白和抗狂犬病血清。

（3）按免疫程序使用狂犬病疫苗

主张局部伤口在 3 小时内处理，狂犬病疫苗及抗狂犬病血清在 24 小时内（最好在 12 小时内）使用，不宜超过 72 小时，WHO 推荐的暴露后免疫接种为采用人用狂犬病疫苗进行肌内注射。5 针免疫程序：第 0、第 3、第 7、第 14、第 28 天各接种 1 剂，共接种 5 剂。"2-1-1"免疫程序：第 0 天接种 2 剂（左、右上臂三角肌各接种 1 剂），第 7 和第 21 天各接种 1 剂，共接种 4 剂。简化 4 针免疫程序：第 0、第 3、第 7 天各 1 剂，第 14～28 天的任意 1 天接种 1 剂。免疫功能低下者应接受 5 针免疫程序。

（4）咬伤后不建议做的事情

①不要让伤者过度消耗体力，如跑跳；②不要使用止血带；③不要进行冷敷；④不要用嘴直接吸取毒液；⑤不要乱使用药物。

10. 什么情况下需注射狂犬病疫苗？

按照 WHO 的推荐，首先要判断受伤的严重程度，然后再据此采取不同的处理措施。

（1）Ⅰ级暴露：与动物仅有普通的接触或喂养，完整无损的皮肤被动物舔触。

（2）Ⅱ级暴露：皮肤被轻咬或者仅有轻微抓伤、擦伤，但没有出血。

（3）Ⅲ级暴露：皮肤被咬伤或抓伤有出血、破损的伤口被舔时或黏膜被动物体液污染时，或暴露与蝙蝠有关。

对于Ⅰ级暴露，无需采取预防措施；Ⅱ级暴露后应立即处理伤口，接种疫苗；对于Ⅲ度暴露，在伤口处理之后、疫苗接种之前，还需要在伤口周围注射抗狂犬病血清。

11. 接种狂犬病疫苗应注意什么？

（1）尽量使用同一品牌狂犬病疫苗完成全程接种。若无法实现，可使用不同品牌的合格狂犬病疫苗继续按原程序完成全程接种。

（2）2岁及以上儿童和成人于上臂三角肌注射，2岁以下儿童于大腿前外侧肌注射。禁止臀部注射！

（3）注射后在医院留观至少半小时，无严重过敏反应方可离开。

（4）注意正常作息，减少焦虑和熬夜。良好的休息有利于抗体产生。

（5）如无必要，注射疫苗后半个月内尽量不要服用或注射免疫抑制剂。

（6）注意观察注射后的不良反应是否明显或严重，如发生严重过敏症状、高热不退、严重头晕目眩影响行动或肢体严重麻痹等，及时就医检查。

（7）当某一针次出现延迟1天或数天后注射，其后续针次接种时间按延迟后原免疫程序间隔时间相应顺延。

12. 狂犬病的防控措施有哪些？

（1）加强政府部门的职能建设

①各地政府部门安排专职机构，加强市、县、乡的流浪犬及宠物犬的管理，推行狂犬病疫情报告制度。②实行问责制度，确保狂犬病及时发现，快速确诊，科学处置。③建立各职能部门狂犬病工作流程，统一行动，密切配合。

（2）建立健康犬只档案

落实养犬户籍制度和年检制度。

（3）建立流浪犬只救助中心

加强对流浪犬的管理，进行狂犬病疫苗的注射，防止狂犬病传播。

（4）加强犬只的疫苗接种工作

强化兽用狂犬病疫苗的普及工作，提高犬的免疫密度。无论是从保护人类的健康角度还是经济角度，犬的全面免疫都是最佳策略。

（5）加强犬只的日常检疫工作

①加强产地犬只检疫，对交易犬只、展出犬只等均应进行

例行检疫。②加强跨界省市之间的运输检疫。③加强出入境犬只的检疫。

（6）加强科普宣传

利用广播、电视、网络、报刊、公益活动等多种途径进行宣传，让更多的人了解狂犬病的危害以及知晓被咬伤后的处理措施。

【小贴士】

已经注射过狂犬病疫苗，又再次被犬咬伤后怎么办？

1. 伤口处理：任何一次暴露后都应及时进行规范的伤口处理，这一点非常重要！

2. 如果再次暴露发生在免疫接种过程中，就继续按照原有的程序完成全程接种，不需加大剂量和剂次。

3. 如果是在疫苗最后一针完成 3 个月内再次暴露，无须加强免疫。

4. 如果是在疫苗最后一针完成 3 个月及以上再次暴露，须第 0 和第 3 天各接种 1 剂疫苗。

参考文献

Xiaoyan，Siqing L，Wuyang Z，et al. Rabies surveillance and control in China over the last twenty years[J]. 生物安全与健康，2021，3（3）：6.

布鲁菌病：与牛、羊有关的传染病

1. 什么是布鲁菌病？国内外的发病情况如何？

布鲁菌病（Brucella）简称布病，是一种人畜共患的传染病，在我国属于乙类传染病，也是国家法定检疫 – 扑杀被感染家畜的三大疫病（口蹄疫、布病和结核病）之一。该病于 1860 年在地中海地区被发现，所以又被称为"地中海热"和"波状热"等。1886 年，英国军兽医在马耳他岛从死于"马耳他热"马的脾脏中分离出"布鲁氏菌"，首次明确了该病的病原体，所以又被称为"马耳他热"。

布鲁菌病在全球范围内流行广泛，世界上 200 多个国家中有 170 多个国家发生过畜间布病。主要集中在中东、地中海沿岸、撒哈拉以南的非洲、南亚。欧洲疫情较轻，冰岛从未发现病例，地中海沿岸的国家牧畜发病率较高，大部分的国家已经消除了牛、羊布病。不同国家、地区的布病疫情差别较大，低收入国家依旧是布病的流行区域。

我国大多数省的人畜间都发生过布病，其中以内蒙古、山西、黑龙江、河北、吉林、辽宁、河南、陕西、新疆维吾尔自治区、山东等地最为严重。在中华人民共和国成立初期，我国疫情形势较为严重，在 20 世纪 70 年代到 90 年代得到了有效控制，2000 年布病疫情开始快速回升，2014 年发病率达到最高，2016 年又开始逐渐下降。但这两年，我国的布病疫情呈现反弹趋势，发病范围由北向南，由牧区、半牧区向农区扩散，北方发病率下降，而南方发病率持续上升，但北方依旧是布病的流行区域。显然，布病给全世界带来的影响都是巨大的。

2. 布鲁菌病的致病菌是什么？每种动物都会感染布鲁菌病吗？

布鲁菌病的病原体是布鲁氏菌。1985 年，根据感染动物的不同和抗原的差异，WHO 布鲁菌病委员会将布鲁氏菌分为 6 种，分别为羊布鲁菌病、牛布鲁菌病、猪布鲁菌病、绵羊附睾布鲁菌病、沙林鼠布鲁菌病、犬布鲁菌病。近些年，逐渐从陆地哺乳动物到海洋哺乳动物中分离到了布鲁氏菌。

在自然条件下，布鲁菌病主要在人和家畜（主要是猪、牛、羊）中广泛分布，某些鸟类、昆虫、爬虫类、两栖类可以携带病毒。其中，绵羊和山羊是布鲁菌病的主要传染源。布鲁氏菌对人的致病性顺序是羊种＞牛种＞猪种＞犬种。

布鲁氏菌在自然界抵抗力较强，所以分布广泛。它在土壤中可以存活 2 ~ 5 天，夏季在粪便中存活 1 ~ 3 天，食品中可存活 2 个月，水中可存活 5 天 ~ 4 个月，在动物毛皮中可存活 150 天。布鲁氏菌对光、热、化学剂均敏感，阳光照射 20 分钟，湿热的环境条件下 60 ℃ 30 分钟、70 ℃ 10 分钟均可灭活，煮沸立即灭活，一般消毒剂都可以将其杀死。利福平、多西环素等抗生素对布鲁氏菌均有杀灭和抑制作用。

3. 什么人容易感染布鲁菌病？他们是如何患病的？

布鲁菌病在人群中的流行程度通常由家畜的流行程度来决定，一般在牧区或者半牧区的发病率和感染率最高，其次是农区，城镇则是最低。带菌动物往往是感染健康人畜的重要传染源。感染动物首先在同种动物间传播，造成带菌或发病，随后波及到人。一般来说，人布鲁菌病的传染源往往是绵羊和山羊，其次是猪和牛。人和人之间一般不能相互传播。

病畜可以通过粪便、尿液、胎儿、胎衣、羊水、分泌物向外排菌，其中危害较大的是妊娠病畜，它们在分娩或流产时，大量的布鲁氏菌会随胎儿、胎衣和羊水排出，污染草场、畜舍、饮水、饲料，而且流产后的阴道分泌物以及乳汁中也都含有布鲁氏菌。易感动物接触到上述污染物后，可以通过消化道、呼吸道、黏膜、眼睑和皮肤，尤其是破损的皮肤感染自身。

经皮肤黏膜（如眼睑、口腔、鼻腔）直接接触感染是布鲁菌病最主要的传播方式，常见于与病畜接触的饲养放牧人员和畜产品加工企业员工等相关人群，发病常与饲养放牧，剪羊毛，从事毛皮加工，挤奶或加工病畜奶制品，处理病畜，接触病畜的尿、粪等排泄物，屠宰病畜，直接或间接接触被病畜的分泌物、排泄物污染的水、土、草料、棚圈和工具用品等因素有关。

经消化道（口腔、食管、胃）感染的渠道主要是食用不洁净的食物或水，布鲁氏菌经口腔和食管黏膜进入机体。有喜喝生奶，吃生奶制品，吃未熟的肉或者手不洁净即拿吃食物等行为的人群容易患病。病畜的流产物、分泌物和排泄物污染草场、水源是牲畜经消化道感染的主要原因。

经呼吸道（鼻腔）感染常见于吸入被布鲁氏菌污染的飞沫、尘埃。皮毛加工企业职工容易经呼吸道感染。畜圈内尘埃飞扬，易使家畜经呼吸道感染。

布病一年四季均可发病，但春冬季节及家畜产子的季节发病率较高。人群普遍易感。布病有明显的职业性，与病畜接触多的人发病率高于一般人群。

4. 如何发现家畜患布鲁菌病？

猪、牛、羊的布鲁菌病均以孕畜的流产为最显著的临床特征，流产可发生于妊娠期的任何时候，但多见于妊娠晚期，流产前数日可见分娩预兆，如阴唇、乳房肿大，乳汁呈初乳性质等，还有生殖道的发炎症状，流产时常常有胎衣滞留。公畜最常见的是睾丸炎及附睾炎。急性病例睾丸肿胀疼痛，还可能有中度发热与食欲不振，随后疼痛逐渐减退，通常只见睾丸和附睾肿大，触之坚硬。

5. 人类感染布鲁菌病后会出现什么症状？需要去医院就诊吗？

人如果感染布鲁菌病是一定需要去医院就诊的。人类患布鲁菌病的表现多种多样，不典型病例越来越多，临床诊断通常需要采用综合方法进行判定，所以及时到医院就诊是正确的选择。羊布鲁氏菌感染一般表现为急性症状，而其他种布鲁氏菌则表现为亚急性和慢性症状。

人类感染布鲁氏菌发病的潜伏期长短不一，部分病例潜伏期较长，一般为 1～3 周，平均为 2 周。病程在 6 个月以内的称为急性期，病程超过 6 个月未愈的为慢性期。大多数患者发病缓慢，个别有急性发作，且发病的程度轻重不一。大部分病例表现为波状热，部分病例可表现为低热和不规则热，发热多发生于午后或者夜间，且与多汗常伴随发生，急性期出汗很多，可以湿透衣裤、被褥，还会出现肌肉和关节疼痛，为全身肌肉和多发性、游走性大关节疼痛，肩、髋、膝、肘、腕关节疼痛明显。部分男性病例可伴有睾丸炎，女性病例可见卵巢炎，少数病例可有心、肾及神经系统受累表现。

6. 怎样才可以确诊布鲁菌病？

由于布鲁菌病患者临床表现多样，所以临床诊断变得很困难，在病区一些原因不明的发热可能都被怀疑为布病，因此布病的确诊必须通过实验室来诊断。准确而快速的诊断对患布病者来说很重要，因为诊断不及时或误诊通常会导致治疗失败，并且治疗后易复发，容易转为慢性病，出现并发症。从血液、骨髓、淋巴结或脑脊液里分离得到布鲁氏菌是人患布病诊断的金标准。

符合下列标准者为疑似病例：①流行病学史：发病前与家畜或畜产品、布鲁氏菌培养物等有密切接触史，或生活在布病流行区，发病时伴有发热，乏力，多汗，肌肉和关节疼痛，或伴有肝、脾、淋巴结和睾丸肿大等表现者；②免疫学检查初筛试验阳性者；③免疫学检查试管凝集试验（SAT）、补体结合试验（CFT）、布病抗－人免疫球蛋白试验（Coomb's）中的一项及以上阳性和（或）分离到布鲁氏菌者；④隐性感染病例：有流行病学史，符合确诊病例免疫学和病原学检查标准，但无临床表现者。

7. 布鲁菌病可以治愈吗？

急性期病例经规范治疗多可治愈，但部分病例治疗不及时或不规范可转为慢性。

发病期应卧床休息，进食营养丰富、易消化的食物，发热时及时补充水分，维持水及电解质平衡，高热者可用物理方法降温，持续不退者可用退热剂等对症治疗。肌肉、关节疼痛时身边应有人照顾，防止跌倒的发生，避免病情加重。

抗菌治疗的原则应为早期、联合、足量、足疗程用药，必要时延长疗程，以防止复发及慢性化。常用的一线药物为多西环素合用利福平或链霉素，如不能使用一线药物或效果不佳的病例可酌情选用多西环素合用复方新诺明或妥布霉素、利福平合用氟喹诺酮类。治疗过程中注意监测血常规、肝功能、肾功能等。

布鲁菌病属于中医湿热痹证，因此还可以采用中西医结合治疗。

8. 如何才能保护我们自身免受布鲁菌病的危害？

尽量少接触家畜，接触家畜时，做好自身防护，如戴帽子、口罩、手套等，接触牲畜后需要洗手。做到不喝生水、生牛奶，避免进食生牛奶制成的乳制品。如出现发热、出汗、肌肉疼痛等症状时，及时到医院就诊，避免延误病情。

9. 对于在牧区的工作人员有什么好的防护措施？

家畜饲养的地方须远离人们的住所，远离水源。无论大人和小孩都不要和家畜有密切接触。最好进行自繁自养，不从疫区引进牲畜。如果从外地购买家畜，必须要有家畜布病检测报告，同时具有《动物产地检疫合格证明》。调回后还要隔离观察45天，确认无疫情方可混群饲养。在疾病高发地区，唯一控制和根除布病的方法就是对所有易感动物疫苗免疫和对患病动物进行扑杀。对易感的家畜和人都要给予人工主动免疫，注射布病疫苗。

饲养员在保羔、接羔时应该做好自身防护，戴橡胶手套，穿防护服、胶鞋，戴口罩、防护帽子、防护眼镜，同时对污染的用具和场所进行彻底消毒。流产胎儿、胎衣、羊水和产道分泌物应深埋、焚烧、销毁。从事皮毛相关工作的人员要做好皮毛的消毒，工作后应洗手、洗脸和洗澡。工作场地应及时清扫、消毒，及时处理手上的伤口。

工作人员要做好饮食安全和自身卫生。接触家畜前后需勤洗手，不喝生水和生牛奶，或者是生牛奶制成的奶制品。奶及其制品必须经消毒处理后才可以食用，要食用煮沸或经巴氏消毒过的奶类及奶制品。奶制品在制作过程中应经过 80 ℃以上高温处理 2 小时以上才可以食用。还需要加强水源的管理，饮用水需定期消毒，饮用煮沸过后的水，不和家畜共用一条河、一口井，周围要设木栅栏，防止家畜进入。

家圈及饲养场需定期清洁、晾晒、消毒，工作人员需做好自身防护，佩戴口罩，家畜的粪便需运送到远离水源及住所的地方，统一堆放消毒。

未来很长一段时间内，布病仍将是世界性的公共卫生问题。我国的布病防治仍面临着巨大的挑战。所以，对各类人群，特别是高危人群进行布病防治知识的宣传和培训，使他们可以真正了解到布病给人类带来的危害和对畜牧业的影响，提高自身防护意识、切断传播途径、增强疫情观念是极其重要的。

【小贴士】

"懒汉病""蔫巴病""千日病"你知道吗？

布鲁氏菌病俗称"懒汉病""蔫巴病""千日病"，不同地区称法有所不同，但是都能形象的体现出布病的典型特点。为什么这么说呢？

我们先来看该病的症状——全身乏力。大多数布鲁氏菌病患者均有这一症状，但乏力的程度轻重不一。轻者虽可以从事一般性工作，但容易疲劳，而且不易消除，所以此病又俗称为"懒汉病""蔫巴病"。

我们再来看该病的治疗——疗程长。如果治疗不及时或不规范，容易由急性转为慢性，病程超过 6 个月即为慢性，治疗的周期长，有的会迁延不愈，甚至致贫、致残，所以，"千日病"还是很形象的。

流行性出血热：野鼠传播的传染病

1. 什么是流行性出血热？国内的疫情形势怎么样？

流行性出血热（Epidemic hemorrhagic fever，EHF）又名肾综合征出血热（hemorrhagic fever with renal syndrome，HFRS），是由布尼亚病毒科汉坦病毒属中不同型病毒引起的一类自然疫源性传染病，为我国法定报告的乙类传染病。

人感染汉坦病毒后能导致两种严重的疾病：流行性出血热（EHF）和汉坦病毒肺综合征（HPS）。流行性出血热主要流行于欧亚大陆，而病死率高达50%的汉坦病毒肺综合征主要流行于美洲大陆。我国是流行性出血热的高发地区，发病数为世界第一，占全世界发病总数的90%以上。除青海、新疆维吾尔自治区未发现外，其余省均曾有过病例报道，1950—2006年我国共发病150余万例，它是危害仅次于病毒性肝炎的一种病毒性疾病。

2. 为什么称流行性出血热为野鼠传播的传染病？流行性出血热的致病菌是什么？

早在 1935 年，我国黑龙江省孙吴县首次发现流行性出血热。此病病情重，病死率高，患者大都是工人和农民。由于当时缺乏防治措施，病势逐渐蔓延。1978 年朝鲜学者用间接荧光抗体技术，发现流行性出血热病毒。1981 年我国学者从野鼠（黑线姬鼠）及其他敏感实验动物体内成功地分离出流行性出血热病毒并从家鼠（褐家鼠）以及流行性出血热早期患者血液中直接分离出流行性出血热病毒。

流行性出血热的病原体为汉坦病毒（Hanta virus，HV）等，中国主要是汉坦病毒和汉城病毒，且每一种都有不同的宿主动物。乙醇和碘酒等一般消毒剂及戊二醛可使汉坦病毒灭活。HV 不耐热，在 4 ~ 20 ℃的温度下相对稳定，在 56 ~ 60 ℃的温度下加热 30 分钟或 100 ℃的温度下加热 1 分钟可灭活。在 pH 7.0 ~ 9.0 条件下相对稳定，但不耐酸，在 pH 5.0 以下易被灭活。紫外线照射能使病毒迅速灭活。

中国目前发现 73 种脊椎动物能自然感染汉坦病毒。汉坦病毒主要是经啮齿类动物传播感染人类，因此啮齿动物的生态地理分布决定了汉坦病毒的疫源地分布及其类型。

近 20 年的监测发现，对于大部分的疫源地，在野外数量最多及带病毒率最高的宿主动物是黑线姬鼠。近年来，由于荒地开垦，鼠类大量繁殖，野鼠同家鼠相互串联，互相感染，家鼠发病率逐渐增高，使得居民区数量最多与带病毒率最高的宿主动物是褐家鼠；其次，数量较多、带病毒率较高的宿主动物还有以家栖为主的小家鼠、黄胸鼠，野栖的黄毛鼠、大仓鼠、黑线仓鼠等。此外，林区的大林姬鼠和实验用大白鼠也可成为EHF 的传染源。

3. 什么季节容易感染流行性出血热？

因为汉坦病毒主要通过鼠类传播感染给人类，它们什么时间最活跃呢？当然在气候温暖、粮食充足、最适合它们生存的季节了。气候温暖的春季它们开始活动，病毒也就开始传播；等到了秋季，粮食收获的季节，鼠类大量繁殖并且频繁活动；在冬季的时候，人类把粮食储存在家中，病毒便开始在家中流行。

多数研究显示，流行性出血热于春季和冬季高发，是指春夏季（5～6月）有一个小高峰，秋冬季（10～12月）有一个流行高峰。在这些时候，与其接触最多的就是青壮年的农民，所以青壮年的农民是发病率最高的。

人类是容易感染出血热的，而野鼠、家鼠一年四季都可携带病毒，且不同月份携带的病毒不同，所以人类一年四季也都可以患病。但感染后仅小部分人发病，大部分人呈隐性感染状态（不发病），持续数周后感染终止。本病愈后可获得稳固而持久的免疫力，很少二次发病。

4. 人类是如何感染流行性出血热的？

经过深入调查研究，已经发现流行性出血热的传播途径是多方面的。

（1）螨叮咬

革螨和恙螨叮咬均可传播出血热。

革螨传播：螨虫靠吸血生活，平素吸鼠类血，也可以吸人血。当鼠患有出血热时，血里含有大量流行性出血热病毒，螨虫吸鼠血后，再吸人血时，即可将流行性出血热病毒自皮肤传入人体。革氏血厉螨和厩真厉螨是黑线姬鼠型疫区的传播媒介，柏氏禽刺螨是家鼠型疫区的传播媒介。

恙螨传播：因恙螨一生中仅幼虫时期可以叮刺宿主动物，兼吸人的血液，而且只饱食一次，所带病毒只能经卵传递并由其后代传播，充当传播媒介。

（2）呼吸道传播

鼠类携带病毒的排泄物，如尿、粪、唾液等污染尘埃，能通过呼吸道传播而引起人体感染，特别在动物饲养室或野外打谷场常有携带病毒的鼠类密集并大量排毒的情况下，可经呼吸道感染。

（3）消化道传播

被病鼠或带病毒的鼠的粪便、尿、唾液等污染到的饮水、食物和食具，均可把病毒从口腔带进体内使人感染。

（4）经皮肤伤口接触传播

被鼠咬伤和破损伤口接触带病毒的鼠类排泄物或血液后亦可导致感染。

（5）垂直传播

孕妇感染病毒后可以经胎盘感染胎儿。

5. 人类感染流行性出血热之后会出现什么症状?

近年来，流行性出血热病例逐渐增多，由荒野地区，逐步向农牧区、人口密集的乡镇城市发展。从原来只是青壮年，到发展为各年龄组均有发病。那怎么样才能辨别自己是患病了?

典型的流行性出血热可以出现"三红""三痛"，其中"三红"包括颜面、颈、胸等部位潮红;"三痛"包括头痛、腰痛、眼眶痛。"三红"和"三痛"是流行性出血热早期重要症状，对早期诊断具有重要意义。

流行性出血热潜伏期一般为 2 ~ 3 周，短者只有 1 周，长者可达 46 天。典型的临床表现分为五期，即发热期、低血压休克期、少尿期、多尿期和恢复期，但是近年来由于发现早、治疗及时，可以出现典型五期经过的患者仅有少数。

流行性出血热的早期表现，主要有以下几个方面:①前驱症状:多数患者在发病前约 1 周左右容易表现出疲乏、无力、发困、嗜睡、食欲减退等症状;②发冷:多数患者，先出现发冷或寒战，随后出现发热;③发热:大多数患者都会出现程度不同的发热。多是继发感染所致，也有可能是出血热复发，而再次发热;④全身痛和腹痛:除了"三痛"之外，多数患者还会有不同程度的全身酸痛。少数患者可出现四肢关节游走性胀痛或酸痛;⑤消化道症状:多数患者出现食欲不振，恶心呕吐。严重的患者会出现呕吐剧烈，一吃即吐，甚至频繁呕吐不止;⑥呼吸道症状:少数患者刚发病时候就会出现咳嗽、咳痰、流清涕、打喷嚏等症状。有的为干咳，有的可咳少量白色泡沫痰。重者会感觉自己胸闷、气短，并会出现咯血；⑦泌尿道症状：早期患者在出现肾脏功能障碍之前，泌尿道症状一般不明显。但也有少数患者会出现尿频、尿急、尿痛等症状或是有短暂的血尿。尿量一般在病后2～3天开始逐渐减少；⑧神经系统症状：除了头痛、头昏、视物模糊外，患者主要表现为嗜睡或失眠，有时候恶心、呕吐也较剧烈，甚至还会出现呼吸深而慢、狂躁挣扎、感觉过敏、幻听幻视、精神异常等症状；⑨出血症状：早期出血表现为皮肤有出血点或淤斑，少数患者可发生牙龈出血和眼球结合膜下出血、咯血或咳粉红色血痰、呕吐咖啡样物或解黑色便及血便、出现血尿。

6. 流行性出血热的治疗原则是什么？

流行性出血热总的治疗原则是"三早一就"，即早发现、早诊断、早治疗、就近在有条件的医院治疗。

（1）发热期

治疗原则是早期抗病毒，减轻外渗，改善中毒症状，预防弥散性血管内凝血（DIC）。早期（3～4日）及时给予利巴韦林进行抗病毒治疗。平时需要卧床休息，避免劳累。给予进食营养而易于消化的饮食，适当补充维生素，补入适量盐和葡萄糖等液体。高热者应给予物理降温。

（2）低血压休克期

治疗原则是积极快速扩容，纠正酸中毒，改善微循环。绝对卧床，避免搬动。注意尿量，及时发现少尿倾向。

（3）少尿期

治疗原则是"稳、促、导、透"，即稳定内环境、促进导尿、导泻和透析治疗。稳定内环境维持水、电解质和酸碱平衡。少尿期应限制补液量，量出为入。

（4）多尿期

维持水和电解质平衡，防治继发感染。逐渐增加蛋白质的摄入及高热量饮食，对于不能进食的患者可静脉输注葡萄糖、复方氨基酸或肾脏必需氨基酸及血浆等。

（5）恢复期

治疗原则是补充营养，逐步恢复，定期复查。应注意休息，逐渐增加活动量。加强营养，补充高蛋白、高热量和高维生素饮食。

7. 如何才能预防流行性出血热？

防鼠灭鼠是主导措施，防鼠为了切断传播途径，灭鼠则为了消灭传染源。

（1）确保家庭及工作场所没有鼠类的存在。妥善放置好粮食、食物，及时清理房间内的垃圾，定期检查房间内的孔隙，查看有没有老鼠。在可能存在老鼠的地方安放捕鼠夹或投放毒鼠饵。

（2）防止鼠进入室内。使用有盖的垃圾桶，及时清理居家周围的垃圾、灌木和杂草。检查房子外面的孔、洞，及时封堵。及时清理宠物食用后剩下的食品，妥善保管粮食和动物饲料，及时清理旧车、旧轮胎等鼠类可能居住的物品。

（3）清扫有鼠类尿、粪污染的地方时，要做好个人防护。要戴橡胶或塑料手套，戴口罩。处理污物时可以先用消毒剂喷洒、浸泡后，用纸巾擦拭，再用消毒剂或漂白剂擦拭污染区域表面。消毒剂可用家用消毒剂或 0.05% 的含氯消毒剂，不要用扫把或吸尘器清扫啮齿类动物的尿液和粪便，这样容易使病毒颗粒进入空气中，通过呼吸道感染。先用肥皂和水或喷雾消毒剂或漂白粉溶液洗手套，然后脱下手套，再用肥皂和清水或其他洗手液洗手。

（4）清理捕鼠夹和鼠窝时要佩戴橡胶或塑料手套。用消毒剂喷洒死老鼠或鼠窝及其周边区域，浸泡 5 ~ 10 分钟，将捕鼠夹放置到塑料袋中，捕鼠夹用消毒剂浸泡消毒后仍再次使用。非常需要注意的是布放捕鼠夹、投放毒鼠饵时千万要防止儿童接触！

接种疫苗可有效预防流行性出血热，是个人预防出血热最有效的办法。其中Ⅰ型疫苗适用于Ⅰ型（野鼠型）出血热，首次接种后第 7 天、第 21 天接种第二针和第三针，保护率可达90% 左右，如有需要可在 6 个月后加强接种。Ⅱ型疫苗是适用于Ⅱ型（家鼠型）出血热，首次接种后，第 28 天接种第二针，如有需要可在一年后加强接种。原则上野鼠型疫区及野鼠型为主的混合型疫区应首选Ⅰ型疫苗，家鼠型及以家鼠型为主的疫区应首选Ⅱ型疫苗。

【小贴士】

关于流行性出血热，你必须知道的三个重点

重点一：流行性出血热在人与人之间是不传染的。要注意并不是只要接触到鼠类排泄物或者被老鼠咬后就一定会发病，这与老鼠的种类和是否带病毒有关，黑线姬鼠，属于野鼠，鼠背有条很明显的黑线，个头不大，一般出没在郊县水源附近的田间、野地，带病毒率较高；城区出没的老鼠为小家鼠、褐家鼠，带病毒率较低。

重点二：在冬季高峰期间，如果出现感冒、发热一定要警惕流行性出血热，尽快去正规医院进行救治，以免延误治疗。做到早发现、早休息、早治疗和就近治疗，可显著降低病死率。

重点三：被老鼠咬伤后，不建议立即接种流行性出血热疫苗，因为流行性出血热疫苗主要用于健康人群的预防接种，而不用于暴露后的应急接种。咬伤后，建议首先前往医院对伤口进行处理，然后自行观察两周，若在两周内出现发热、感冒症状，立即去正规医院就诊，并告知医生有老鼠咬伤历史；若观察2周后无任何症状，这时则可以选择去接种点进行流行性出血热疫苗接种，预防再次感染。

血吸虫病：杀人于无形的传染病

1. 什么是血吸虫病？

血吸虫病是由血吸虫寄生于人体所引起的一种地方性寄生虫病，是影响社会经济发展的人畜共患传染病。寄生于人体的血吸虫有 6 种，包括日本血吸虫、曼氏血吸虫、埃及血吸虫、湄公血吸虫、间插血吸虫和马来血吸虫。埃及血吸虫、曼氏血吸虫与日本血吸虫的分布面广、危害严重。我国主要流行的是日本血吸虫病，因此，通常将日本血吸虫病简称为血吸虫病。

血吸虫生活史过程中有虫卵、毛蚴、母胞蚴、子胞蚴、尾蚴、幼虫与成虫 7 个发育阶段。其中，尾蚴为感染阶段，虫卵、尾蚴、幼虫、成虫均可致病，但虫卵是最主要的致病阶段。钉螺是其唯一的中间宿主，人体一般通过皮肤接触含尾蚴的疫水而感染。

雌雄异体的血吸虫，呈合抱状态寄生于哺乳动物的静脉血管中，其沉积在肝、肠或膀胱及生殖器官导致的虫卵肉芽肿及其纤维化是血吸虫病最主要的病变。

2. 你了解血吸虫病的起源吗？

日本血吸虫病（简称血吸虫病）是一种古老疾病，流行于亚洲的中国、日本、菲律宾、印度尼西亚。1972 年湖南长沙马王堆发掘的西汉古墓出土的西汉女尸（公元前 206 年）和 1975 年湖北江陵凤凰山男尸内脏中均发现有血吸虫卵，这证明我国早在 2100 年前已有本病存在。隋朝巢元方所著《诸病源候论》记载，蛊毒"和蛊胀"，从流行地区、季节、感染方式和临床表现等方面似为血吸虫病。

1904 年日本学者桂田氏首先在猫体内发现血吸虫成虫，1909 年藤浪与中村证明血吸虫由皮肤侵入体内，1912—1914 年宫川、宫入、铃木等查明血吸虫生活史。我国于 1905 年在湖南常德经虫卵检查确诊第一例患者。

血吸虫病是危害人民身体健康最重要的寄生虫病。中华人民共和国成立初期，经过大规模的流行病学调查，全国一千万余血吸虫病患者，有一亿人口受到感染威胁，13 个省、市、自治区有本病分布，查出钉螺分布面积 145 亿平方米。随后，我国对血吸虫病进行了大规模的群众性防治工作，取得了很大成绩，至 20 世纪 70 年代末期，患血吸虫病人数已降至 250 万，晚期患者已很少见到。灭螺面积达 90 多亿平方米，占有螺面积 80% 以上，防治科研有不少创新。广大血吸虫病流行区面貌发生了根本变化。

3. 人类是如何感染血吸虫病的？

传染病的传播，离不开传染病的 3 个传播要素：传染源、传播途径、易感人群。

（1）传染源

日本血吸虫病是人畜共患寄生虫病，其终宿主除人以外，还有多种家畜和野生动物。在我国，自然感染日本血吸虫的家畜有牛、犬、猪等9种；野生动物有褐家鼠、野兔、野猪等31种。由于储蓄宿主种类繁多、分布广泛，使得防治工作难度较大，在流行病学上患者和病牛是主要传染源，其次为受感染的羊、猪、犬、马、鼠类等。在一些长时间无人畜活动的地区，血吸虫在野生动物之间通过钉螺传播，形成原发性疫源地；而在人畜活动的居民点或生产地区，由钉螺传播所构成的疫源地属次发性疫源地。

（2）传播途径

传染源的粪便进入有钉螺存在的疫水，宿主因接触疫水而被传染。在传播途径的各个环节中，含有血吸虫虫卵的粪便污染水源、钉螺的存在及群众接触疫水，是3个重要的环节。

①粪便入水：粪便污染水源的方式视各地居民的生产方式、生活习惯和家畜管理饲养方法不同而异。河边洗刷马桶、随地大便、施用新鲜粪便及耕牛放牧等尤易污染水源；②钉螺存在：钉螺是血吸虫的唯一中间宿主，故仅限于有钉螺的地区，才有可能有血吸虫流行。钉螺的感染率与水源污染程度密切相关，钉螺可在地面，但活动范围有限，速度缓慢。然而，钉螺可附着于水面各种漂浮物体上，如湖草、芦苇、船只等扩散到远处，使原有孳生范围扩大或形成新的孳生地；③接触疫

水：在流行区，居民因各种生活和生产活动接触疫水而感染，如常因捕鱼、打草积肥、游泳、洗物等接触疫水，也可因赤足在含尾蚴的地面上行走，尾蚴从皮肤侵入。尾蚴侵入数量与水源污染程度、皮肤暴露面积、接触疫水时间和次数成正比。除皮肤外，尾蚴也可在饮用生水时从口腔黏膜侵入体内。

（3）易感人群

人群普遍易感，居民的感染率与当地钉螺受染率成正比。患者以渔民、农民为多，15～30岁的青壮年因反复接触疫水而感染率较高。男多于女，夏秋季感染者最为多见。儿童与非流行区人群一旦大量感染可产生一定的抵抗力，但对再感染的耐受力并不完全，因而重复感染经常发生。

4. 血吸虫病的流行地区主要是哪里？中国是否有血吸虫病感染病例？

日本血吸虫素有"千年瘟神"之称，曾在我国肆虐2000多年，主要分布于长江流域及其以南的12个省（自治区、直辖市），威胁1亿人口，在我国南方制造了一个个"鬼村"。毛泽东同志曾写过一首诗，描述了血吸虫病的恐怖场景："千村薜荔人遗矢，万户萧疏鬼唱歌。"说的就是得了这个病，整个村的人都没了。

中华人民共和国成立后，经过防治，将血吸虫病控制在低流行状态。据浙江省嘉兴、常山等5个县的不完全统计，中华人民共和国成立前的10年里，血吸虫病死亡人数为92 173人；

江西省在中华人民共和国成立前 30 年间，累计死亡人数达 70 328 人；安徽省在 20 世纪 50 年代初血吸虫病患者超过 40 万，感染率超过 20%，1000 万人受威胁；1956 年，湖北省全省平均感染率 15.43%，其中 8 个县市感染率超过 20%；1951 年，在上海市青浦县参军农民的体格检查中发现，粪检阳性率达 97% 以上，1956—1958 年全市各流行区居民粪检阳性率达 20.5%。

到 2020 年，全国仅查出 3 例血吸虫病病原学检查阳性者，其中江西省查出 2 例（来自上饶市余干县）、湖北省查出 1 例国内输入的急性血吸虫病病例（来自安徽省贵池区）。湖南省通过传染病信息报告管理系统上报 1 例慢性血吸虫病临床诊断病例，上海市上报 1 例埃及血吸虫病临床诊断病例。

5. 人感染血吸虫病后会出现哪些症状？

人体一般通过皮肤接触含血吸虫尾蚴的疫水而感染，导致主要以虫卵沉积于肝脏门静脉系统、肠道等组织而引起的虫卵肉芽肿病变，依据患者病情缓急及临床表现，可分为急性、慢性、晚期 3 期。

（1）急性血吸虫病

潜伏期平均为 40 天，多数在 3 周至 2 个月时间。主要症状为发热与变态反应。热型以间歇型和弛张型为多，重者可为持续型，体温可在 40 ℃ 左右持续较长时间，可伴有神志迟钝、昏睡、谵妄、相对脉缓等毒血症症状。热程一般在 1 个月左右，重者达数月。大多数患者有肝脾肿大，有的会出现腹腔积液。

（2）慢性血吸虫病

接触疫水1～2天后，尾蚴侵入皮肤，部分患者局部会出现丘疹或荨麻疹，导致尾蚴性皮炎。一般无明显症状，如感染较重，可出现腹泻、腹痛、黏液血便等表现。此外，患者还有不同程度的消瘦、乏力。

（3）晚期血吸虫病

一般在感染后5年左右，部分重感染患者开始发生晚期病变。根据主要临床表现，晚期血吸虫病可分为巨脾型、腹水型、结肠增殖型及侏儒型四型。一个患者可兼有两种或两种以上表现。在临床上常见是以肝脾肿大、腹腔积液、门静脉高压，以及因侧支循环形成导致的食管下端及胃底静脉曲张为主的综合征。晚期患者可因并发上消化道出血，肝性昏迷等严重症状而致死。儿童和青少年如感染严重，或因其他因素使垂体前叶功能减退可影响生长发育和生殖而致侏儒。因肝纤维化病变在晚期常是不可逆的，并且对治疗反应甚差，所以临床上常见难治的晚期血吸虫病。

6. 如何诊断血吸虫病？

（1）急性血吸虫病

①发病前2周至3个月内有疫水接触史；②发热、肝脏肿大、周围血嗜酸性细胞增多，伴有肝区压痛、脾肿大、咳嗽、腹胀及腹泻；③粪检查出虫卵或毛蚴；④环卵、血凝、酶标记

等血清学反应阳性者，标准参见慢性血吸虫病诊断标准④。

具备①②为疑似病例；具备①②③为确诊病例；具备①②④可做临床诊断。

（2）慢性血吸虫病

①有疫水接触史；②可有腹痛、腹泻、脓血便、多数有以左叶为主的肝大，少数伴脾大；③粪检查出虫卵或毛蚴，无治疗史者直肠活检发现虫卵，有治疗史者发现活卵或近期变性虫卵；④无治疗史或治疗时间在3年以上患者，环卵沉淀试验环沉率≥3%及（或）间接血凝试验滴度≥1∶10，酶标记反应阳性。

具备①②为疑似病例；具备③为确诊病例；具备①②④可做临床诊断。

（3）晚期血吸虫病

①反复接触疫水或有明确的血吸虫病史；②有门静脉高压症状、体征，或有侏儒，或结肠肉芽肿表现者；③粪检查到虫卵或毛蚴，直肠活检查到虫卵（无治疗史者）或活卵、近期变性虫卵（有治疗史者）；④血清学诊断阳性，参见慢性血吸虫病诊断标准④。

具备①②为疑似病例；具备①②③为确诊病例；具备①②④可做临床诊断。

7. 血吸虫病会致死吗？

人类几种主要血吸虫病中，日本血吸虫病病情最重、防治难度最大。这是因为日本血吸虫动物宿主多、成虫寿命长、感染后的伴随免疫和治愈后的免疫力差、中间宿主钉螺不易控制等。

日本血吸虫病肝脏纤维化是由虫卵在肝脏沉积引起的慢性肝损伤的修复反应，是肝脏内外瘢痕组织异常增生与细胞外基质过度沉积的病理过程，如不进行有效治疗，则可能会发展成为肝硬化，甚至是肝癌，症状不可逆转，最终会导致患者死亡。

2020 年，全国累计报告晚期血吸虫病患者 29 517 例，主要分布于湖南、湖北、江西、安徽、江苏、云南、四川等 7 个省；上海、浙江、福建、广东、广西等 5 个血吸虫病消除省份中，仅浙江省报告 896 例晚期血吸虫病病例。2020 年，全国新发现晚期血吸虫病病例 855 例，主要分布于湖南省 417 例（48.78%）、湖北省 245 例（28.65%）和江西省 99 例（11.58%）；累计有 1481 例晚期血吸虫病病例死亡。

8. 如何治疗血吸虫病？

预防和降低血吸虫感染引起的病情最快速有效的措施是用吡喹酮进行化疗，吡喹酮可杀灭寄生人体的不同类型血吸虫，治疗血吸虫病简单有效，价格相对低廉，是目前治疗血吸虫病的一线药物。

（1）药物治疗

①吡喹酮：对血吸虫各个发育阶段均有不同程度的杀虫效果，特别是杀成虫作用大；②青蒿类药物：预防性口服青蒿素

衍生物，如蒿甲醚和青蒿琥酯，能杀灭 5 ~ 21 天的血吸虫幼虫。

（2）手术治疗

患者若出现巨脾、腹腔积液、出血、结肠病变、颅内高压等症状时，或为终末期肝病患者，可考虑进行相对应的手术治疗。

（3）中医治疗

传统中医的一些治疗对肝脏纤维化也有较好的疗效，扶正化瘀胶囊能有效地治疗慢性血吸虫病肝脏纤维化。

（4）其他治疗

①急性期血吸虫病：高热、中毒症状严重者给予补液，保证水和电解质平衡，加强营养及全身支持疗法。合并其他寄生虫者应先驱虫治疗，合并伤寒、痢疾、败血症、脑膜炎者均应先抗感染，而后用吡喹酮治疗；②慢性和晚期血吸虫病：除上述治疗外，应及时治疗并发症，改善体质，加强营养，有侏儒表现时可短期、间隙、少量给予性激素和甲状腺素制剂。

9. 怎样才能保护自己和他人避免感染血吸虫病？

我国血吸虫病流行严重、分布广泛、流行因素复杂，有以下的一些科学防治的方针。

（1）管理传染源

①及时治疗患者、病牛；②局部配合应用杀螺药。通过改造环境和灭螺剂来消灭钉螺，从而切断血吸虫病传播。湖沼地区控制水位，改变钉螺的孳生环境，采取化疗结合重要灭螺的

防治措施，采用哨兵螺方法可测定水源污染情况；③在疫水区域，设置醒目标志或警示系统，提醒人群远离疫水，用合适的药物杀灭疫水中的病原体和螺类，并定期进行监测。

（2）切断传播途径

①避免接触疫水是防治血吸虫病最重要的途径之一；②加强粪便管理，血吸虫感染与贫困和卫生条件差有很强的联系，血吸虫病流行国家和地区应重点改善水质，保障用水安全，提供清洁用水。

（3）保护易感人群

①流行季节加强个人防护，可涂擦防护药或口服预防药；②加强宣传教育，引导人们的行为、习惯和劳动方式到重视自我保健的轨道上来。

【小贴士】

我们是如何战胜血吸虫病的?

据考证，血吸虫病在中国至少流行了 2000 多年。国人深受其害，但血吸虫病在 20 世纪初被证实之前，人们并不知道引起此病的真正原因。当时的血吸虫病被俗称为"大肚子病""箅箕臌""水臌胀""扬子热""洞庭热"等。随着对血吸虫及钉螺的进一步研究，人们才终于弄清了血吸虫病的真面目。

研究发现，毛蚴是血吸虫一生中较为脆弱的阶段，2～3 天内找不到钉螺寄宿即会死亡。这就为血吸虫病防治提供了一个关键的方向，如果能消灭自然水体里的钉螺，就能阻断血吸病的传播。

于是，各地纷纷建立起了血吸虫防疫小组，总结出了血吸虫防疫工作四大环节：控制粪便、消灭钉螺、管理疫水、治疗患者。通过控制传染源、切断传播途径的方法，从根本上控制新增病例的增加。

经过各地血吸虫防疫小组和广大医务人员多年的努力，血吸虫病感染源得到有效控制，中国的血吸虫病例从1949年的1200万例下降到了2018年的3万例（陈旧病例），血吸虫病在我国基本得到了控制。

参考文献

[1] 李林瀚，杨东见，周艺彪，等．中国血吸虫病防治策略的演变 [J].上海预防医学，2019，31（9）：705—716.
[2] 张利娟，徐志敏，杨帆，等．2020年全国血吸虫病疫情通报 [J]. 中国血吸虫病防治杂志，2021，33（3）：225.
[3] 深圳市疾病预防控制中心．血吸虫病．[EB/OL].（2014-6-3）[2024-7-3]http://www.shenzhencdc.cn/jbsy/x/content/post_27226.html.

包虫病：高海拔牧区的困扰

1. 什么是包虫病？为什么这种疾病被称为"虫癌"？

　　包虫病，又被称为棘球蚴病，是一种人畜共患寄生虫病。由棘球绦虫幼虫寄生于人体组织器官，如肝、肺等而致病，是人类绦虫病中危害最严重的一种慢性寄生虫病。我国流行的包虫病有两种，即囊型包虫病（细粒棘球蚴病）和泡型包虫病（多房棘球蚴病）。

　　囊型包虫病是人体感染细粒棘球绦虫的幼虫所致的疾病，犬是终宿主，羊、牛是中间宿主。人因误食虫卵也可成为中间宿主。临床表现视其寄生部位不同，分为肝细粒棘球蚴病、肺细粒棘球蚴病和脑细粒棘球蚴病。泡型包虫病是多房棘球绦虫的幼虫感染人体引起的疾病。

　　包虫病潜伏期长，早期不易发现，特别是泡型包虫病，可以向周围组织侵蚀，甚至向更远的器官转移。根据 WHO 相关资料，未经治疗的泡型包虫病患者 10 年病死率高达 94%，因其致死率高，又被称为"虫癌"。

2. 你了解包虫病的起源吗？

在公元前，Hippocrates 誓言中关于肝脏棘球蚴病灶破裂而导致死亡的描述如下：当肝脏充满水并破裂溢出至大网膜时，腹腔将充满水使患者死亡。其后 Nozais 提出棘球蚴病可能在托勒密时代经撒哈拉沙漠由单峰骆驼传播的设想。早在 1653 年，Thomas 在屠宰场中观察到猪内脏有透明鸡蛋样病灶。而后，于 1675 年，Johan 在他的论文中详细记载了从家畜的肝脏及肺脏表面观察到的酷似葡萄串的囊型病变，即细粒棘球蚴病，又称囊型棘球蚴病。1761 年，冰岛报道了第 1 例棘球蚴病患者尸检报告，而后，苏格兰 James 于 1785 年尸检 1 例患者并将其描述为"肝脏棘球蚴病"。200 多年后，棘球蚴病相关的寄生虫生活史才开始逐渐被人们了解。

3. 人类是如何感染包虫病的？

现代医学认为本病由人误食寄生于犬、狼等动物小肠内的棘球绦虫成虫排出的虫卵引起，虫卵在人的胃及十二指肠内经胃酸作用，六钩蚴脱壳逸出，钻入肠壁，进入肠系膜小静脉到达门静脉系统，并在肝脏形成病灶（棘球蚴）。

（1）传染源

①多房棘球绦虫在自然界以狐、野犬、狼等为终宿主，被其捕食的啮齿动物，如田鼠等为中间宿主，受感染的鼠类被狐或野犬等捕食，泡球蚴在小肠内发育为成虫。②家犬是细粒棘球绦虫的终宿主，也是最主要的传染源。家犬肠内寄生虫数可

达数百至数千，寄生在犬小肠中的成虫每7 ~ 14天虫卵成熟、孕节脱落一次，其妊娠节片具有活动能力，可爬到皮毛上，并引起肛门发痒，当犬舔咬时把节片压碎，粪便中虫卵常污染全身皮毛，如与其密切接触易被感染。

寄生在中间宿主体内的细粒棘球蚴是细粒棘球绦虫生活史中的重要阶段，它以无性生殖的方式繁殖，而且寿命很长，不易受外界环境因素的影响。最重要的中间宿主是绵羊，绵羊有高度的易感性，在重流行地区绵羊的患病率可达90%以上。

（2）传播途径

直接感染主要由于与犬密切接触，其皮毛上虫卵污染手指后经口感染。若犬粪中虫卵污染蔬菜或水源，而后人畜共饮同一水源也可造成间接感染。在干旱多风地区，虫卵随风飘扬也有经呼吸道感染的可能。

（3）易感人群

男女发病率无明显差别，发病时患者平均年龄不一，人感染主要与环境卫生以及其不良卫生习惯有关，患者以农民、牧民为多，少数民族，如藏族、彝族等较汉族患者为多。因包虫囊生长缓慢，一般在儿童期感染，至青壮年期才出现明显症状。

4. 包虫病的流行地区主要是哪里？中国是否有包虫病感染病例？为什么说包虫病是高海拔牧区的困扰？

棘球蚴病分布地域广泛，是一种严重危害人类健康和畜牧业生产的人畜共患病。在我国，该病被列为重点防治寄生虫病之一。在细粒棘球绦虫的生活史中，人类是偶然感染的，并不参与寄生虫的生活史。人类的感染及在人群中的流行强度取决于犬/绵羊循环的传播水平及人类与之接触的密切程度。因而人类包虫病的流行区也就是畜牧业生产比重较大的地区。

本病遍及北美、欧、亚三大洲的北半球高纬度的寒冷地区或冻土地带，包括美国阿拉斯加州，日本北海道，俄罗斯西伯利亚，欧洲的德国、法国等，以及中东的伊拉克、伊朗等地中海沿岸各国。国内分布于西北的新疆、甘肃、宁夏、青海，以及西南的四川甘孜藏族自治州与西藏等地，其中四川石渠县、宁夏西吉县与甘肃彰县为本病高发流行区。

西藏是中国五大牧区之一，同时也是包虫病流行程度最为严重的区域。细粒棘球蚴常以犬或狼作为终末宿主，而多房棘球蚴则主要以红狐或北极狐为最重要的终末宿主，小型哺乳动物（尤其是啮齿类动物）通常是其中间宿主。在青藏高原，上述野生动物常存，为棘球蚴的寄生提供条件，可能是高原地区该病高发的原因之一。许多藏民有食用生肉的习惯，尤其是牦牛肉。一项流行病学调查显示在绵羊、牦牛、牛和猪中均有较高的棘球蚴感染率。另外藏民经常收集动物的粪便作为日常生活燃料，也是导致增加棘球蚴感染风险的原因之一。除农牧民之外，部分患者为工人、职员、学生、僧人等，可能与许多藏族人群有养家犬等宠物的习惯有关，因食入感染包虫病牲畜的内脏，农牧区犬成为主要传染源，其排出的虫卵污染水源或食材后感染人体，或者农牧民在放牧、挤奶等过程中，因接触皮毛附着有虫卵的牛羊而感染发病，如果虫卵污染水源，饮用被污染的水源可能增加疾病风险。人一旦感染包虫病，便会逐渐丧失劳动能力，因此，包虫病成为了农牧区群众致贫、返贫的重要原因。

5. 感染包虫病后会出现哪些症状？

包虫在人体多部位寄生，临床表现颇为复杂，但共同的表现可归纳为以下几个方面。

（1）压迫和刺激症状

棘球蚴不断生长，对寄生的器官及邻近组织器官产生挤压，引起组织细胞萎缩、坏死。患者会自觉在包虫囊寄生的局部有轻微疼痛和坠胀感，如肝包虫病常见肝区胀痛；肺包虫病常见呼吸急促、胸痛等呼吸道刺激症状；脑包虫病可引起癫痫及头痛、呕吐等颅内压升高症状。

（2）全身中毒症状

包括食欲减退、体重减轻、消瘦、发育障碍等。

（3）局部症状

包虫病患者腹部常可触及不同大小的包块。在国内某些流行区，如四川甘孜藏族自治州，囊型与泡型包虫病混合存在，细粒棘球蚴病的症状为腹部无痛性肿块，表面光滑，境界清楚；泡型包虫病患者大多表现为腹部隐痛，肝脏质硬，表面不平，有结节。

（4）过敏症状

常见的有皮肤瘙痒、荨麻疹、血管神经性水肿等，包虫破时经常引起严重的过敏性休克。晚期患者可见恶病质现象。

6. 如何诊断包虫病？

（1）流行病学史

流行地区的居住史或旅行史有重要的参考意义，有时对诊断的确立起关键作用。患者来自流行区，或在疫区长期居住，与犬、狐等有密切接触史，或为捕杀狐、剥其皮毛的狩猎人员。

（2）临床症状

肝囊型包虫病患者有肝区隐痛、上腹部有饱胀感、消化不良、消瘦、贫血、肝大、上腹部包块等表现。肺囊型包虫病患者有胸部隐痛、刺痛、胸闷、咳嗽、气短、咯血等表现，有时会随痰咳出粉皮样内囊碎片或子囊，在痰液镜检时能发现原头节的头钩。其他脏器包虫病具有该脏器占位性疾病之特有症状。

（3）免疫学试验

包虫皮内试验大多阳性，而且常呈强阳性反应；偶有皮试阴性者，血清 ELISA 与 Em2 抗原以及 Em18 抗原检测血中抗体试验，其特异性与敏感性均较高，交叉反应少，可用于鉴别泡型与囊型包虫病。

（4）影像学检查

在影像学技术不断提高、B超、X线检查仪器普及的条件下，影像学检查对包虫病的诊断起决定性作用。

①X线检查：肝顶部囊肿可见横膈升高，动度受限，亦可有局限性隆起，肝影增大。有时可显示圆形、密度均匀、边缘整齐的阴影，或有弧形囊壁钙化影；②B超检查：使用实时B超检查可清晰地显示病灶，并对病灶性质进行判断。目前使用

的诊断方法中 B 超检查居首，其对腹部包虫病的诊断有决定性作用；③ CT 检查：是诊断肝包虫病比较准确的方法，可以准确定位肝包虫囊肿位置，并显示大小、数目及毗邻关系等，对外科手术治疗具有重要指导意义；④同位素扫描：可显示轮廓清晰的占位性病变。

7. 包虫病危险吗？会让人致死吗？

随着囊型包虫病病情进展，病灶逐渐扩大，患者会出现并发症，甚至休克或死亡；泡型包虫病患者呈浸润性生长，对组织破坏严重，其病情发生发展快，临床症状严重，有"虫癌"之称，预后一般较差，在未经治疗的患者中死亡率 >90%。

8. 如何治疗包虫病？

（1）外科治疗

包虫病最佳的治疗方式是手术切除，手术治疗越彻底，复发风险越低。手术方式主要包括包虫病囊肿内囊摘除术、外囊完整剥除术、内囊摘除 + 外囊次全切除术、经皮穿刺引流囊液术及腹腔镜下包虫病摘除术等。对于一些少见部位或手术难度较大部位的包虫病患者，可考虑减压治疗或姑息性手术治疗。

（2）药物治疗

药物治疗是包虫病的辅助治疗方式，对于术前需缩小病灶、术后需预防复发、不能耐受手术及失去手术机会的患者，药物可一定程度上缩小病灶，预防疾病复发。

包虫病无特效药物，通常使用苯并咪唑类药物进行治疗，阿苯达唑为包虫病治疗的首选药物之一，但单纯使用药物治疗并不能根治包虫病，且长期使用药物可能导致肝功能、肾功能受损。

中药提取的天然化合物出现耐药性的概率较小。且含有多种活性物质让其具备更大的优势。但目前大多数成果仍停留在体外实验，需结合体内和毒性试验来佐证其疗效。

9. 怎样才能保护自己和他人避免感染包虫病？

（1）管理传染源

加强流行区犬的处理和严格肉食卫生检查为预防人体包虫感染的关键性环节。定期为家犬、牧犬驱虫。在包虫流行区对犬类挂牌登记、定期驱虫。肉联厂或屠宰场要认真执行肉食的卫生检疫，严格、合理处理病畜及其内脏，不用其喂犬，严禁乱扔，提倡深埋或焚烧。

近年来，西藏林芝市通过加强对犬的管控和登记、增加对犬的驱虫频率等措施，已显著降低了当地犬感染包虫病的概率，从源头上降低疾病发病率。

（2）切断传播途径

①加强卫生宣传教育，普及包虫病知识；②养成良好的个人卫生和饮食卫生习惯，避免直接接触病畜，在接触犬后、吃东西前要用肥皂和清洁水洗手，尽量使用七步洗手法；③在流行区应尽量避免与犬接触、玩耍，以及和其他一些动物的亲昵

接触，或在各种动物粪便的地区坐卧停留，减少或切断包虫病感染的概率和传播途径。

（3）保护易感人群

随年龄增加，包虫病治疗预后更佳的概率减小。目前尚无疫苗进行预防，因此尽早筛查、早诊断、早治疗更有利于患者预后，减轻患者身心痛苦及经济负担。

【小贴士】

犬粪里有恶魔

1.食入被犬、狐和狼粪便中虫卵污染的食物和水是包虫病传播的主要途径。请谨记以下预防的要点：

（1）在高原煮沸食物和水 10 分钟可以杀死虫卵。

（2）饭前洗手是避免手上沾染的虫卵入口的有效方法。

（3）对犬粪进行就地深埋，可减少虫卵对环境的污染。

（4）深埋动物的尸体和不用生的动物脏器喂犬，可降低犬感染的机会。

2.以下途径不会感染包虫病：

（1）人和人不相互传染包虫病。

（2）犬咬人一般不会传染包虫病，目前没有虫卵在皮下发育的证据。

（3）吃牛羊肉一般不会感染包虫病，但在一些小的地摊吃烧烤或涮羊肉有可能被感染，因为这些地方的羊肉来源安全不能保障，在吃的过程中由于未能完全烤熟或煮熟，可能会误食活的虫卵而感染。

麻风病：可防可治不可怕

1. 什么是麻风病?

麻风病是由麻风杆菌引起的一种慢性传染病，主要侵犯皮肤和浅表神经，如发现或治疗不及时，有可能造成眼、面、手、足部的畸残，给个人、家庭和社会带来沉重的精神压力和经济负担。

麻风杆菌对外界环境的抵抗力相对较弱。经紫外线照射30～60分钟或经日光直射2小时即完全失去活力，但在碎冰中保存20天或在室温（14～24℃）条件下保存2周后，活力才完全丧失；麻风杆菌对热十分敏感，在60℃的条件下加热10～30分钟即可完全失活。

麻风是人类历史上最古老的慢性传染病之一，医学界曾将麻风、梅毒、结核病并称为世界三大慢性传染病，其流行历史悠久，传播广泛。在我国，麻风病与流行性感冒一样，被列为丙类传染病。

2. 你了解麻风杆菌的起源吗？

麻风是由麻风分枝杆菌引起的。麻风症状在几个月到 30 年的长潜伏期后出现，平均潜伏期为 5 年。患者主要表现为皮肤和神经的损害，由于感觉丧失，麻风病可能会导致患者的眼、面、手、足部等出现永久性损害和严重畸形。

据 WHO 数据显示，2022 年全世界新登记的麻风病仍有约 17 万例。其中东南亚地区约 12 万例，是全球新发病例最多的地区。目前认为，麻风的主要传播方式为人与人之间长期密切接触或麻风分枝杆菌通过飞沫、雾化的鼻腔分泌物进入人体。

麻风分枝杆菌曾被认为是人类的专属病原体，然而，现在发现它们也可以在野外的其他动物宿主中传播，如美洲的九带犰狳和英国的红松鼠都有报道过出现麻风病。另外，之前也有报道在圈养状态下的非人灵长动物，如黑猩猩、白顶白眉猴以及食蟹猴被来源不明的麻风菌感染。

3. 人类是如何感染麻风病的？

谈到传染病的传播，就不能不提传染病的 3 个传播要素：传染源、传播途径、易感人群。

（1）传染源

未经治疗的麻风病患者是唯一的已知传染源，特别是多菌型的麻风病患者。

（2）传播途径

麻风病的主要传播方式是长期密切的皮肤接触，即健康人破损的皮肤和黏膜直接接触患者含有麻风杆菌的皮损或损害的黏膜。其次是通过飞沫由呼吸道吸入传播。

（3）易感人群

95%的人对麻风有天然免疫力和抵抗力，即使被感染也不会发病。麻风是一个高感染、高致残、低发病的疾病。

4. 感染麻风杆菌会出现哪些症状？

一般认为麻风病的潜伏期平均为5年，最短的仅有几个月，长的可超过10年或更长。

患者原有皮损突然红肿，出现新皮损，严重者皮损发生水疱或浅溃疡，手足面部肿胀，皮损消退后有脱屑。部分患者单条或多条周围神经干肿胀，伴有不同程度的疼痛或触痛，或突然发生爪形手、垂腕、垂足或面瘫等畸残。

患者突然出现触痛的结节性红斑。严重者有水疱、脓疱、大疱、坏死、破溃和结痂。少数患者有多形性红斑或坏死性红斑表现。严重患者出现发热、疲倦、厌食、淋巴结炎、虹膜睫状体炎、睾丸炎、神经炎和关节炎等部分或全部表现。

根据麻风免疫光谱学说，可将麻风病分为5种类型，除以上共有表现外，各类型还有其特有的临床症状：

结核样型麻风（TT）：本型损害局限于周围神经和皮肤，皮肤损害有斑疹和斑块，神经受累的临床表现为神经粗大，相应部位的皮肤感觉障碍和肌无力。本型比较稳定，进展缓慢，有的可自愈。

界限类偏结核型麻风（BT）：本型发生的皮损为斑疹和斑块，与结核样型相似。虽有感觉障碍，但较结核样型轻而稍迟，神经受累粗大而且不对称。

中间界限类麻风（BB）：皮损有斑疹、斑块和浸润等疹形。神经受累为多发性，但不对称。眉、睫、发常不脱落，或脱落而不对称。黏膜、淋巴结、眼、睾丸及内脏可以受累。

界限类偏瘤型麻风（BL）：本型皮肤损害有斑疹、丘疹、结节、斑块和弥漫性浸润等，损害大多似瘤型皮损。分布较广但不对称。眉、睫、发可脱落，常不对称。眼部可发生结膜炎、角膜炎、虹膜炎等，神经受累倾向多发双侧性，畸形出现较晚。

瘤型麻风（LL）：大部分本型患者机体组织内都可发现麻风杆菌，呈持续性菌血症。组织器官受损范围较广泛，皮肤损害有斑疹、浸润、结节以及弥漫性损害等。神经损害表现为感觉减退为晚期表现，常见对称性肢端感觉丧失。

5. 如何诊断麻风病？

麻风病诊断需根据流行病学史、临床表现，结合实验室检查（皮肤涂片检查抗酸杆菌和组织活检的麻风病特异性病理改变）等进行综合分析，做出诊断。

（1）疑似病例

出现麻风病临床表现者，具备临床皮损表现之一或周围神经损害表现之一，同时有或无流行病学史中的任一项：皮损表现包括：①皮肤损害为 1 ~ 5 块，有斑疹或斑块，表面干燥，边缘清楚，麻木闭汗；②皮肤损害在 6 块或以上，分布不对称，有斑疹或斑块，呈黄红色、棕褐色或淡红色，有卫星状或免疫区皮损。皮损表面干燥或光滑，边缘清楚，部分皮损处麻木闭汗；③皮肤损害多发，广泛对称分布，表面光滑，边缘模糊。有浅色斑、浸润性红斑、结节、斑块或弥漫性浸润。早期病例皮损浅感觉正常或减退，眉毛完整，晚期病例皮损浅感觉消失，眉毛脱落。周围神经损害表现包括：①单一周围神经干粗大、质地硬，部分患者伴有眼、手、足或面部畸残；②周围神经干不对称粗大，数量在 2 条或以上，质地硬，部分患者伴有神经干触痛或眼、手、足或面部畸残；③早期无周围神经干粗大，晚期周围神经干轻度或中度对称粗大，质地软，数量在 2 条或以上，并出现手足麻木和畸残。流行病学史包括：①生活在麻风病流行地区，与未经治疗的麻风病患者有过密切接触；②亲属、邻居或同事中有麻风患者，并与其在没有确诊治疗前有过密切接触。

（2）确诊病例

疑似病例且满足实验室检查其中一项：①常规皮肤查菌有一处及以上部位检查抗酸杆菌（AFB）为阳性。②皮肤损害组织学检查见麻风特异性改变：a.表皮基底膜破坏，白细胞侵入表皮，真皮内见上皮样细胞肉芽肿，并见郎汉斯巨细胞，肉芽肿外围密集淋巴细胞包围，神经分枝破坏而难以辨认，肉芽肿内查找抗酸杆菌阴性，S-100 蛋白免疫组化染色在肉芽肿内见破坏的神经分枝；皮神经检查见神经内炎症或上皮样细胞肉芽肿。b.表皮下有狭窄"无浸润带"，真皮内见上皮样细胞肉芽肿，肉芽肿周围有稀疏淋巴细胞包围，郎汉斯巨细胞少或无，肉芽肿内神经分枝难以辨认，肉芽肿内抗酸杆菌检查阳性，细菌密度 1+ ~ 3+。c.表皮萎缩，表皮下见明显"无浸润带"，真皮内见组织细胞和泡沫细胞肉芽肿，淋巴细胞少或无，神经束膜呈洋葱样改变，神经分支内见炎症细胞浸润。在肉芽肿内和神经分支内抗酸杆菌检查阳性，细菌密度在 4+ 或以上。

6. 麻风病能治好吗？会致死吗？会遗传给下一代吗？

　　麻风病完全能治好。现有利福平、利福定、氯法齐明等多种强杀伤和抑制麻风杆菌的药物。使用联合化疗，疗效更为显著，患者服上 1 周的药，体内的细菌就可杀死 95% 以上。只要坚持服药，少菌型麻风病服半年，多菌型服用 2 年，麻风病就基本可以治愈。

　　麻风病患者不需要隔离治疗。患者服药 1 周后，基本上就失去了传染性，完全可以和健康人一样正常地生活与工作。科学研究证明，麻风病不会遗传，许多麻风病患者的孩子都很健康，也不会直接导致死亡。

7. 目前是否有针对麻风病特效疫苗和治疗方法？

　　目前还没有有效预防麻风病的疫苗，早期发现、早期诊断、早期治疗麻风病患者，是控制传染、预防畸残、保护健康人群的最好方法。接种卡介疫苗及口服治疗麻风病的药物对麻风有一定的预防作用。

现在已有治疗麻风的特效治疗方法——联合化疗（三种药物的组合：利福平、氨苯砜、氯苯吩嗪），只要早期治疗，别中断，不仅能治愈，还可以不残疾。1981 年 WHO 提倡用两种以上作用机制不同的药物联合治疗，可以缩短疗程，防止耐药，减少复发。这一治疗方案为麻风的联和治疗（MDT）。

8. 怎样才能保护自己和他人避免感染麻风病？

目前尚无针对麻风病的特效疫苗，但我们可以做到以下几点来进行预防。

（1）个人防护

日常生活中我们要注意强身健体，健康饮食，规律作息以增强体质，减少疾病出现的概率。注意进行防护防御，多了解一些卫生常识，面对传染病患者时尽量做到安全接触。

（2）其他防护

相关部门要有效地控制传染源，合理地进行用药治疗。做到早发现、早治疗。

【小贴士】

麻风病防治核心知识

1. 麻风病可防、可治、不可怕。

2. 麻风病是一种慢性传染病，主要通过飞沫和长期密切的皮肤接触传播。

3. 绝大多数人对麻风病具有免疫力，发病率低。

4. 麻风病早期症状是浅色或红色皮肤斑片，常伴感觉丧失。

5. 怀疑患麻风病，应当尽早到当地麻风病防治专业机构检查。

6. 早诊断、早治疗可避免畸残，规范治疗可完全治愈。

7. 国家对麻风病实行免费诊断和治疗。

脊髓灰质炎：被人类消灭的传染病

1. 什么是脊髓灰质炎？为什么这种疾病被称为"脊髓灰质炎"？

脊髓灰质炎（poliomyelitis）又称"小儿麻痹症"，是由脊髓灰质炎病毒（poliouirus）引起的急性消化道传染病，该病经粪－口途径传播，临床主要表现为发热、上呼吸道炎、肢体疼痛、肢体瘫痪，少数患者可发生迟缓性神经麻痹并留下肢体瘫痪后遗症。

在我国，自小儿普遍接种疫苗后，发病率已显著下降。但在我国周边的阿富汗、巴基斯坦国家，脊髓灰质炎仍流行，并曾于 2011 年引起我国新疆和田地区发生输入性病例，所以需要继续严加防范。

2. 你了解脊髓灰质炎病毒吗？

脊髓灰质炎病毒是世界上被研究的最为深入的病毒之一。1916 年在美国暴发的脊髓灰质炎就造成 27 000 人瘫痪，6000人丧命。这样的暴发持续了十多年，几乎每个夏天都要发生。

由此可见，疫苗发明出来之前，脊髓灰质炎病毒是赫赫有名的、难缠的对手。

脊髓灰质炎病毒之所以如此难缠，是因为：一方面，脊髓灰质炎病毒能够经水传播，20 世纪 70 年代以前，污水处理覆盖并不广泛，人们仍然暴露在除饮用水以外其他渠道的脊髓灰质炎病毒中；另一方面，该病毒会产生无症状感染，可以说防不胜防。

脊髓灰质炎病毒属于小核糖核酸病毒科肠道病毒属，同属的其他病毒，如柯萨奇病毒和埃可病毒与其在生物学、物理、化学及流行病学方面有许多相似之处。

3. 人类是如何感染脊髓灰质炎的?

谈到传染病的传播，就会想到传染病的 3 个传播要素：传染源、传播途径、易感人群。

（1）传染源

人是脊髓灰质炎病毒唯一的自然宿主，隐性感染和轻症瘫痪型患者是本病的主要传染源。患者自潜伏期末开始从鼻咽部排毒，粪便的排毒期自发病前 10 日至病后 4 周，少数可达 4 月。脊髓灰质炎无症状感染者较多且不易发现，是最主要传染源。

（2）传播途径

脊髓灰质炎病毒主要通过粪 - 口途径传播。病毒在粪便中含量最多，在排出的粪便中存活数周至数月。病程初期可从患者的鼻咽部排出病毒，导致空气飞沫传播，也可通过污染水、食物、手、玩具等传播。

（3）易感人群

人群对脊髓灰质炎病毒普遍易感，感染后可获得对同型病毒的持久免疫力，罕见二次发病。6 个月 ~ 5 岁儿童为发病高峰，5 岁后因隐性感染而获免疫力，至成年时多具免疫力。

4. 脊髓灰质炎的流行地区主要是哪里？中国是否有脊髓灰质炎感染风险？

过去本病遍及全球，多见于温带地区，四季散发，以夏秋季为多，可呈小流行或大流行。流行时以隐性感染及轻症为多，1 ~ 5 岁小儿发病率最高。

自 1988 年 WHO 提出全球消灭脊髓灰质炎计划至今，其发病率已下降至 99% 以上，普及接种脊髓灰质炎疫苗后，许多国家和地区已消灭脊髓灰质炎。我国也于 2000 年成为无脊髓灰质炎国家，仅偶有疫苗相关脊髓灰质炎病例。但 2011 年 7 月至 10 月间，我用新疆南部地区发生输入性脊髓灰质炎暴发流行，检测分析证实病毒由巴基斯坦输入。目前，在尼日利亚、巴基斯坦和阿富汗等国仍有脊髓灰质炎流行。2013 年全球有 8 个国家报道 416 例，而且发现野生型脊髓灰质炎病毒 I 型感染有跨国传播的趋势。

5. 感染脊髓灰质炎病毒会出现哪些症状？

感染脊髓灰质炎病毒后会进入一个潜伏期，潜伏期 5 ~ 35 天，平均 9 ~ 12 天。患者临床表现轻重不一，可分为无症状型、顿挫型、无瘫痪型及瘫痪型。

（1）无症状型（隐性感染）

该型占全部感染者的 90% 以上。感染后患者无临床症状，但粪便中可检出病毒，双份血清特异性抗体呈 4 倍以上增高。

（2）顿挫型（轻型）

顿挫型占全部感染者的 4%～8%。患者临床症状缺乏特异性，表现为发热、咽痛、乏力、头痛、关节、肌肉酸痛、食欲下降、恶心、腹泻或便秘等，1～3 日后症状可自行消失。

（3）无瘫痪型

该型特征有前驱期症状和脑膜刺激征及脑脊液改变。前驱期症状同顿挫型，但患者数日后会出现脑膜刺激征和脑脊液改变，表现为头痛、颈痛、呕吐、烦躁不安或嗜睡，克氏征和布氏征阳性，三脚架征（患者在床上起坐时，两臂向后伸直支撑身体）和霍伊内征（患者在仰卧位时，将其双肩提高，可见头向后仰）亦呈阳性。脑脊液检查为无菌性脑膜炎改变，压力增高，细胞数及蛋白质含量略增高，糖及氯化物正常，培养无菌生长。

（4）瘫痪型

该型约占感染者总数的 1%，其特征为在无瘫痪型临床表现基础上出现瘫痪。按病变部位可分为脊髓型、延髓型、脑型和混合型，其中脊髓型最常见，其临床过程可分为 5 期。

①前驱期：主要表现为上呼吸道感染和胃肠道症状，发热，多为低热或中度发热，伴全身不适、咽痛、流涕、咳嗽

等症状，或有食欲缺乏、恶心、呕吐、腹泻、腹痛等消化道症状；②瘫痪前期：本期特征与无瘫痪型相似，少数患者退热 1 ~ 6 日后体温再度上升，为本病典型的双峰热型，主要表现为发热及中枢神经系统症状，患者可因交感神经受累出现多汗、尿潴留等症状。此期脑脊液多有异常改变。若经 3 ~ 6 日，热退后症状消失则成无瘫痪型；③瘫痪期：一般起病后 3 ~ 7 日或在第二次发热 1 ~ 2 日后发生瘫痪，热退后瘫痪不再进展。根据病变部位可分为 4 型：脊髓型最常见；脑干型占 5% ~ 35%；脑炎型少见，表现和病毒性脑炎相似；混合型为以上各类型同时存在，以脊髓型麻痹和脑干型麻痹同时存在多见；④恢复期：患者瘫痪后 1 ~ 2 周肢体功能逐渐恢复，一般自远端肌群先恢复，腱反射逐渐恢复。前 1 ~ 3 个月恢复较快，6 个月后恢复较慢。轻者 1 ~ 3 个月恢复，重者常需 6 ~ 18 个月或更久；⑤后遗症期：因神经系统受损严重而引起的瘫痪，1 ~ 2 年仍不能恢复者为后遗症，此类患者会出现肌肉萎缩、肢体或躯干畸形等表现，骨骼发育也受到阻碍。

6. 如何诊断脊髓灰质炎？

脊髓灰质炎诊断可根据流行病学史、临床表现、实验室检测等进行综合分析，做出诊断。

（1）疑似病例

15 岁以下病因不明的任何急性迟缓性麻痹病例，包括临床初步诊断为吉兰 - 巴雷综合征的病例，任何年龄临床怀疑为脊髓灰质炎的病例。

（2）确诊病例

疑似病例发病后从粪便、咽部、脑脊液、脑或脊髓组织中分离到病毒，并鉴定为脊髓灰质炎病毒即为确诊病例。

7. 脊髓灰质炎会致死吗？

脊髓灰质炎一般不会直接致死，但如果不及时治疗的话会留有后遗症。

小儿感染脊髓灰质炎后不及时治疗有一定的死亡概率。对于接受主动免疫的患儿来说，被脊髓灰质炎病毒感染以后，症状会比较轻，而对于从来没有口服过脊髓灰质炎减毒活疫苗或者经常接触这种疾病的患儿来说，病情一般进展较快。如果孩子没有及时行抗病毒治疗，致残率是比较高的，如果合并有呼吸肌麻痹，很容易造成呼吸骤停的情况，死亡率也是比较高的，所以脊髓灰质炎发病后一定要尽早接受治疗。

8. 目前是否有针对脊髓灰质炎的特效抗病毒治疗？

本病尚无特效抗病毒治疗，临床以对症治疗和支持治疗为主，并严格按消化道传染病隔离。

（1）对症支持治疗

严格卧床休息至热退后 1 周，注意补充营养及水分，维持水、电解质平衡。必要时可使用退热、镇静药物，缓解全身肌肉痉挛和疼痛，全身症状严重者可短期应用激素类药物。可进行适量的被动运动以减少肌肉萎缩、畸形发生，尽量避免剧烈活动等可引起瘫痪发生的因素。患者呼吸障碍时可通过吸氧保持呼吸道通畅，及时清除呼吸道分泌物，必要时切开气管或使用呼吸机辅助通气。

（2）后遗症治疗

患者瘫痪停止进展后，可用按摩、针灸、理疗、高压氧等康复治疗促进瘫痪肌肉的恢复，加强瘫痪肌群的功能恢复。遗有畸形者，可进行手术矫正。

9. 怎样才能保护自己和他人避免感染脊髓灰质炎？

预防脊髓灰质炎的疫苗有口服脊髓灰质炎减毒活疫苗（OPV）和脊髓灰质炎灭活疫苗（IPV），是根据脊髓灰质炎病毒 3 个血清型病毒分别制备后按不同比例配制而成的。通常的脊髓灰质炎病例是指野病毒导致的病例，以 I 型最多（占 80% ~ 90%），其次为 III 型，1999 年以后全球无 II 型引发的病例或流行。

根据脊髓灰质炎的传播途径，我们可以通过做到以下几点来加强预防。

（1）管理传染源

早期发现患者，及时隔离治疗，自发病之日起至少隔离40 天，第 1 周强调呼吸道和消化道隔离，1 周后仅消化道隔离。密切接触者应医学观察 20 日，检出带病毒者按患者进行隔离。

（2）切断传播途径

加强饮食、饮水和粪便管理，对粪便、排泄物及污染物严格消毒处理。

（3）保护易感人群

①主动免疫：是预防本病的主要有效措施。使用灭活疫苗（IPV）安全有效，对减毒活疫苗效果不佳的地区也有较好的预防效果。缺点是价格昂贵，抗体产生缓慢，维持时间短，需重复注射，肠道不能产生局部免疫。一般用于免疫功能缺陷者及其家庭成员和接受免疫抑制剂治疗者。减毒活疫苗（OPV）价廉且使用方便，可维持长期免疫，能诱导肠道产生特异性抗体，接触者亦可获得免疫效果。缺点是对免疫功能缺陷者或免疫抑制者有可能引起瘫痪，即疫苗相关性脊髓灰质炎瘫痪；②被动免疫：未接种过疫苗的幼儿、孕妇、医务人员、免疫力低下者、扁桃体摘除等局部手术后或先天性免疫缺陷的患者及儿童，若与患者密切接触后，应及早肌内注射丙种球蛋白加强自身免疫。

【小贴士】

为什么不再吃"糖丸"疫苗了？

大家在小时候一定吃过"糖丸"，而这颗"糖丸"实际上是我国推广的口服脊髓灰质炎减毒活疫苗（OPV），从前被称为最好吃的疫苗，为我国预防"小儿麻痹症"起到了很大的作用。后因临床效果和疫苗工艺的演进，"糖丸"疫苗已退出历史的舞台，现已改为针剂及滴剂。

目前，作为免疫规划疫苗，儿童必须在2月龄、3月龄、

4 月龄和 4 岁时按照程序接种脊髓灰质炎灭活疫苗，该疫苗接种全程免费。此外，还有一种二类疫苗，包含了脊髓灰质炎灭活疫苗、百白破疫苗和 b 型流感嗜血杆菌疫苗的"五联疫苗"，该疫苗可减少儿童接种次数及程序，但需自费。

参考文献

[1] 周振歆，谢忠平，易力，等 . 全球脊髓灰质炎流行现状和应对措施 [J]. 国际生物制品学杂志, 2013（2）：4.

[2] Controlprevention C F D. Folow-up on poliomyelitis-United states，Canda，Netherlands，1979[J]. MMWR. Morb Mortal Wkly Rep，1997，46（50）：1195—1199.

[3] Plearce J M. Salk and Sabin：poliomyelitis imnunisation. [J]. J Nourol Neurosurg Rsychiatry. 2004，75（11）：1552.

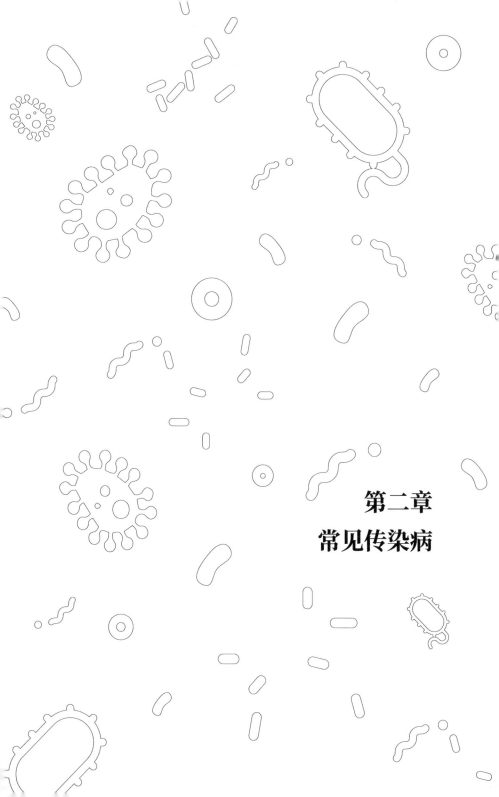

第二章
常见传染病

病毒性肝炎

1. 什么是病毒性肝炎？

　　病毒性肝炎是由多种肝炎病毒引起的以肝脏病变为主的一种传染病。临床上以食欲减退、恶心、上腹部不适、肝区痛、乏力等症状为主要表现。部分患者可有黄疸、发热和肝大伴有肝功能损害，严重会发展成肝硬化，少数可发展为肝癌。

2. 病毒性肝炎的起源是怎样的？

　　据记载，公元前，该疾病多见黄疸表现，人们认为它只是局限于胆管的卡他性炎，因此，古希腊、古罗马将之描述为"卡他性黄疸"。1912 年，美国医生柯凯因（Cockayne）对发生的 22 569 例"卡他性黄疸"进行了统计学分析与研究，第一次把该类疾病称为"流行性黄疸"。在第二次世界大战期间及结束后，麦凯阿伦医生和他的同事们研究结果证实了，肝炎不仅可以通过消化道传播，还可以通过血液进行传播。1965 年，布鲁伯格和阿尔特经过多年研究，在澳大利亚土著人的血清中发现一种未知的神秘蛋白，两人将这种蛋白命名为澳大利亚抗原。这是人类历史上第一次从血液中找到肝炎病毒的抗原成分，即乙型肝炎病毒表面抗原（HBsAg），自此，拉开了人类对于肝炎病毒病原学研究的序幕。

3. 肝炎病毒是如何被发现并分型的？

根据病毒性肝炎的病原学分型，目前已被公认的有甲、乙、丙、丁、戊五种肝炎病毒，除乙型肝炎病毒为 DNA 病毒外，其余均为 RNA 病毒。

完整的乙型肝炎病毒颗粒在 1970 年被发现；1971 年乙型肝炎病毒的表面和核心部分被发现；1972 年，乙型肝炎 e 抗原（HBeAg）被证实与病毒感染性有关。1973 年，弗瑞斯特（Feinstone）博士用电子显微镜在患者的粪便中找到了甲型肝炎病毒颗粒。1989 年，美国科学家迈克尔·侯顿（Michael Houghton）利用分子生物学方法，找到了新病毒的基因序列，并克隆出了丙型肝炎病毒。1977 年，里兹托（Rizzetto）发现慢性乙型肝炎患者的细胞核中含有一种新的抗原，这种新抗原并非乙型肝炎病毒的组成部分，而是一种有缺陷的 RNA 病毒。这种病毒必须借助乙型肝炎病毒才能复制及生存，常与乙型肝炎先后重叠感染或混合感染，可使原有的乙型肝炎加重。因此，在 1984 年里兹托提议将这一新的肝炎病毒称为丁型肝炎病毒。戊型肝炎病毒的发现源于 1955 年印度新德里水源污染引起的肝炎暴发流行事件，对当时患者的血清样本进行检测，发现这些患者血清内并没有乙型肝炎及甲型肝炎病毒的标志。直到 1989 年，美国雷耶斯（Reyes）博士成功克隆了戊型肝炎病毒。于是，当年 9 月的日本国际非甲非乙型肝炎和经血传播的传染病学术会议上正式将其命名为戊型肝炎病毒。

甲型肝炎和戊型肝炎，以急性感染起病为主，临床上比较少见，多半预后好；临床上最常见的是乙型肝炎和丙型肝炎，这两种肝炎会导致肝病的慢性化。

4. 病毒性肝炎是如何传染的?

病毒性肝炎是我国最常见的一种肝脏系统的传染病，不同的病毒性肝炎其感染的病原体是不同的，其传播途径根据感染病毒不同而有所不同。

（1）甲型肝炎的病原体是甲型肝炎病毒（HAV），是一种 RNA 病毒，可通过消化道进行传染。主要存在于被污染的食物或者水中，进食者进食被污染的水和食物之后，HAV 进入人体的消化道后，通过肠道的黏膜进入人体的血液，最终定植在肝脏。在肝脏中扩张感染肝细胞，导致肝细胞的坏死，胆红素代谢分解障碍。

（2）乙型肝炎的病原体是乙型肝炎病毒（HBV），是一种 DNA 病毒，HBV 感染在我国非常多见。乙型肝炎的传播途径主要有 3 个方面：第一、围产期母婴传播。表面抗原阳性的母亲在妊娠期间可以宫内感染胎儿，或者在分娩时传染给新生儿。第二、血液传播。患者可以通过输血或者血制品被传染，使用被污染的注射器、输液器等医疗器械也是传染的一个途径。第三、性传播。精液及阴道分泌物中均含有 HBV，因此性传播也是乙型肝炎的一个重要传播途径。

（3）丙型肝炎的病原体是丙型肝炎病毒（HCV），是一种 RNA 病毒，主要通过以下途径传播：第一、血液传播。经输血和血制品传播、经破损的皮肤和黏膜传播，在某些地区，因静脉注射毒品导致 HCV 传播占 60% ~ 90%。使用非一次性注射器和针头、未经严格消毒的牙科器械、内镜、侵袭性操作和针刺等也是经血传播的重要途径。共用剃须刀、牙刷、文身和穿耳环孔等也是 HCV 潜在的经血传播方式。第二、性传播。与 HCV 阳性者发生无防护的性接触，特别是有多个性伴侣者，其感染 HCV 的危险性增高。第三、母婴传播。抗 HCV 阳性母亲将 HCV 传播给新生儿的危险性为 2%，若母亲在分娩时 HCV-RNA 阳性，则传播的危险性可高达 4% ~ 7%；合并 HIV 感染时，传播的危险性增至 20%。HCV 病毒高载量可能增加传播的危险性。第四、其他途径。见于 15% ~ 30% 的散发性丙型肝炎，其传播途径不明。

（4）丁型肝炎病毒（HDV）的传播方式与乙型肝炎病毒相同，HDV 是一种缺陷病毒，只能存在于乙型肝炎病毒感染的人及某些嗜肝 DNA 病毒表面抗原阳性的动物中，极少有单独 HDV 感染。输血和血制品是传播 HDV 的最重要途径之一，因而在多次输血者、注射药瘾者中感染率最高。生活密切接触也可传播，含病毒的分泌物可经破损的皮肤和黏膜感染。HDV

也可经性接触传播，母婴传播极为少见。

（5）戊型肝炎是一种自限性传染病，其传播方式、临床表现和预后均与甲型肝炎类似，但小儿戊型肝炎的发病率低，孕妇患戊型肝炎病死率高为本型肝炎的特点。

5. 病毒性肝炎的流行病学特征是怎样的？

（1）甲型肝炎

甲型肝炎的流行在温带地区具有季节性，高峰发病期主要在秋末冬初；在热带地区，流行的高峰期在雨季。我国多数地区甲型肝炎的流行以冬、春季为主，但近年来，有些地区发病的季节性已不太明显，每年除 3 月略高于其他月份外，呈全年散发。甲型肝炎的流行形式一般为散发，水源和食物污染可造成暴发流行。

（2）乙型肝炎

乙型肝炎感染呈世界性流行，但不同地区流行强度差异很大。

（3）丙型肝炎

丙型肝炎是一种流行较为广泛的病毒性疾病。据估计，全球约有 1.85 亿慢性丙型肝炎感染者，丙型肝炎感染率为 2.8%。我国普通人群抗 HCV 阳性率约为 0.43%，以长江为界，北方（0.53%）高于南方（0.29%）。

（4）丁型肝炎

丁型肝炎感染呈全球性分布，但各地区感染率有所不同。

乙型肝炎表面抗原阳性者 HDV 的感染率为 5%，全球有 1500
万~2000 万 HDV 感染者。我国乙型肝炎表面抗原携带者较多，
但 HDV 的流行却远不如想象的严重。

（5）戊型肝炎

世界各地的戊型肝炎流行可分为两种明显不同的模式，分
别与人源型戊型肝炎病毒和人畜共患型戊型肝炎病毒的流行
有关。

戊型肝炎流行多发生在农村，男性戊型肝炎发病率一般高
于女性，但女性戊型肝炎的病死率高于男性，主要与孕妇感染
戊型肝炎病毒后病情较重、病死率较高有关。戊型肝炎有明显
季节性，流行多发生于雨季或洪水后，但散发性戊型肝炎于任
何季节均可发生。

6. 病毒性肝炎的主要临床表现及预后如何？

病毒性肝炎主要症状为乏力、食欲不振、肝功能异常，部
分患者可有发热及黄疸等，有的病程迁延或反复发作成为慢
性；少数人发展成为重症肝炎，重症肝炎病情凶险，死亡率
高，死亡原因主要为肝昏迷，肝功能衰竭，电解质紊乱及继发
性感染。病毒性肝炎按病程和病情演变情况可分为以下几种。

（1）急性肝炎

①急性黄疸型肝炎：起病较急，有畏寒、发热、乏力、厌
食、厌油、恶心、呕吐等症状，约 1 周后尿色深黄，继而巩
膜及皮肤出现黄疸，肝脾均可见肿大，肝区触叩痛明显，经

2 ～ 3 周后黄疸逐渐消退，精神、食欲好转，肝大逐渐消退，病程为 1 ～ 2 个月；②急性无黄疸型肝炎：起病稍缓，一般症状较轻，大多不发热，整个病程中始终无黄疸出现，其他症状和体征与急性黄疸型肝炎相似，但发病率高，占急性肝炎总人数的 70% ～ 90%。

（2）慢性肝炎

①慢性迁延性肝炎：由急性肝炎迁延而至，病程达半年以上而病情未明显好转，仍有食欲减退、胁痛、乏力、肝大、肝区痛等；②慢性活动性肝炎：病程超过 1 年，症状、体征及肝功能检查均有明显异常，主要症状为乏力、食欲缺乏、腹胀、肝区痛等，且有肝病面容、肝掌、蜘蛛痣、黄疸、肝质较硬、脾肿大等体征，治疗后有的患者可恢复或保持病情稳定，有的则不断恶化，发展为坏死性肝硬化。

（3）重症肝炎

①急性重症：患者骤起高热，来势凶险，黄疸出现后迅速加深，肝脏缩小，伴有明显肝臭味，肝功能显著减退，常有出血或出血倾向、腹腔积液、下肢水肿、蛋白尿、管型尿等，并可出现烦躁不安、谵妄、狂躁等精神症状，随后进入肝昏迷状态，抢救不及时可导致死亡；②亚急性重症：发病初期类似肝炎，2 ～ 3 周后病情不见减轻，反而逐渐加重，患者常有乏力、厌食、严重的腹胀、尿少、重度黄疸、明显的出血倾向和腹腔积液，晚期可出现中枢神经系统症状，亦可发生昏迷，多于发病后 2 ～ 12 周死亡，一部分患者可发展为坏死后肝硬化。

7. 病毒性肝炎的诊断及鉴别诊断？

①流行病学资料：一般甲型和戊型肝炎患者起病前都有不洁饮食史，乙型和丙型肝炎患者起病前通常有不洁性交史，乙型、丙型和丁型患者起病前多有输血史；②典型病毒性肝炎临床表现为腹部不适、黄疸、恶心、呕吐、消瘦等；③实验室检查明确有病毒感染即可诊断。

本病应与中毒性肝炎、胆囊炎、传染性单核细胞增多症、钩端螺旋体病、流行性出血热、脂肪肝、阿米巴肝病等引起的血清转氨酶或血清胆红素升高者相鉴别，淤胆型肝炎应与肝外梗阻性黄疸（如胰头癌、胆石症等）相鉴别。

8. 病毒性肝炎的主要治疗方法是什么？

病毒性肝炎的主要治疗方法为综合疗法，治疗原则以适当休息，合理营养为主，适当辅以药物，大多数肝炎患者经治疗后都可恢复健康。治疗期间患者应避免饮酒，避免过度劳累，避免使用对肝脏有损害的药物。

（1）急性肝炎为一种自限性疾病，若能早期诊断，采取适当休息，合理营养和一般支持疗法，多数患者在 3～6 个月内能自愈。临床症状重或黄疸重的急性肝炎患者，需要采取保肝降酶治疗。

（2）慢性病毒性肝炎的发病原理可能与病毒株的毒力、受感染肝细胞的数量和患者免疫系统的效应等因素有一定关系，故应用抗病毒药物，调整机体免疫功能及改善肝细胞功能的药物治疗。丙型肝炎的治疗目标是清除丙型肝炎病毒，获得治愈，抗病毒用药包括干扰素 α、索磷布韦维帕他韦、格卡瑞韦哌仑他韦等。

（3）急性重症肝炎病死率高，在抗病毒治疗基础上，采取综合性治疗，防治出血、肝性脑病、继发感染及肾功能衰竭等并发症，辅以人工肝支持系统疗法，必要时可进行肝移植治疗。

9. 如何预防病毒型肝炎？

（1）管理传染源

对急性甲、戊型肝炎患者进行隔离至传染性消失，慢性肝炎及无症状，HBV、HCV 携带者应禁止献血及从事饮食、幼托等工作，对 HBV 标志阳性肝病患者，要依其症状、体征和实验室检查结果，分别进行治疗和管理指导。

（2）切断传播途径

甲、戊型肝炎重点防止粪–口传播，应加强水源保护，注意食品及个人卫生，加强粪便管理。乙、丙、丁型肝炎重点在于防止通过血液、体液传播，加强献血员筛选，严格掌握输血及血制品应用，如发现或怀疑有伤口或针刺感染 HBV 可能时，可应用高效价乙肝免疫球蛋白治疗，注射器、介入性检查器械应严格消毒，控制母婴传播。

（3）保护易感人群

人工免疫，特别是主动免疫为预防肝炎的根本措施，然而有些肝炎病毒，如 HCV，因基因异质性，迄今尚无可广泛应用的疫苗。

甲型肝炎疫苗已开始应用，乙型肝炎疫苗已在我国推广取得较好的效果，对 HBsAg、HBeAg 阳性孕妇所生婴儿，须于出生 24 小时内注射高效价乙肝免疫球蛋白（HBIg），同时接种一次乙肝疫苗，并于出生后 1 个月再注射 HBIg 和疫苗。

病毒性肝炎要尽早发现、早诊断、早隔离、早报告、早治疗及早处理，以防止流行。

【小贴士】

毛蚶：上海 30 万人感染甲型肝炎的元凶

1988 年，上海发生了一次甲肝大流行事件，30 万人因食用毛蚶感染甲型肝炎病毒，其中 31 人死亡。这次疫情不是因为新的毒株，而是由于人们吃了未经彻底加热的不洁毛蚶。

毛蚶是一种贝类食品，其肉质鲜美，有强烈的海鲜鲜甜味，是一种许多人喜爱的海鲜，但毛蚶生长在岸边的泥沙中，它们以海水中的浮游生物为食，不管是什么颗粒物都照单全收，因此，它们经常受到生活污水的污染，如果生吃或半生吃被甲型肝炎病毒污染的毛蚶就可能会致病。

当时的上海市在春季海产消费高峰期间，大量的、被污染的毛蚶被运往市场，成为了甲型肝炎病毒的传染源。在那时，上海市民食用毛蚶的方法相当简单，一般是用开水把毛蚶泡一下，然后用硬币把壳撬开，在半生不熟的毛蚶肉上加上调料就直接食用，没有足够的高温杀菌。也就是这种生食毛蚶的方法，使毛蚶鳃上所吸附的大量细菌和甲型肝炎病毒得以轻易地经口腔侵入消化道及肝脏，引发疾病，造成全市 30 多万人感染。随后，上海市政府颁布措施，禁售毛蚶，并通过媒体呼吁公众勿再食用毛蚶，并养成勤洗手等卫生习惯。

参考文献

[1] 中华医学会肝病学分会，中华医学会感染病学分会 . 丙型肝炎防治指南（2022 年版）[J]. 中华传染病杂志，2023，41（1）：29—46.
[2] 王志永，姜汶伶，朱思行 . 1988 年上海应对甲肝的措施与反思 [J]. 中医药管理杂志，2022，30（21）：214—216.
[3] 曹景行，复旦大学口述历史研究中心 . 亲历——上海改革开放 30 年 [M]. 上海：上海辞书出版社，2008.
[4] 焦永真，韩建秋，王宪明，等 . 1988 年上海甲型肝炎暴发流行中从毛蚶分离到甲型肝炎病毒 [J]. 病毒学报，1990（04）：312–315+391.

流行性感冒

1. 什么是流行性感冒?

流行性感冒,简称流感,是流感病毒引起的一种急性呼吸道疾病,属于丙类传染病。

流感在中国以冬春季多见,临床表现以高热、乏力、头痛、咳嗽、全身肌肉酸痛等全身中毒症状为主,而呼吸道症状较轻。

流感病毒容易发生变异,传染性强,人群普遍易感,发病率高,历史上在全世界引起多次暴发性流行,是全球关注的重要公共卫生问题。

流感病毒对乙醇、碘伏、碘酊等常用消毒剂敏感,对紫外线和热敏感,在 56 ℃的条件下加热 30 分钟可灭活。

2. 流行性感冒是怎样在人群中传染的?

流感主要以打喷嚏和咳嗽等飞沫传播为主,流感病毒在空气中大约能存活半小时,经口腔、鼻腔、眼睛等黏膜直接或间接接触感染，接触被病毒污染的物品等也可被感染。在人群密集且封闭、通风不良的场所，流感也可能以气溶胶形式传播。

流感患者及隐性感染者为主要传染源。患者发病后 1 ~ 7 天有传染性，病初 2 ~ 3 天传染性最强。

3. 哪些人群容易得流行性感冒？

人群对流感普遍易感。部分人群感染病毒后易发展为重症病例，应重视：①年龄 < 5 岁的儿童（年龄 < 2 岁更易发生严重并发症）；②年龄 ≥ 65 岁的老人；③伴有以下疾病或状况者：慢性呼吸系统疾病、心血管系统疾病（高血压除外）、肾病、肝病、血液系统疾病、神经系统及神经肌肉疾病、代谢及内分泌系统疾病、恶性肿瘤、免疫功能抑制等；④肥胖者（BMI > 30 kg/m^2）；⑤妊娠及围产期女性。

接种流感疫苗可有效预防相应亚型的流感病毒感染。

4. 国际上流行性感冒的流行情况是怎样的？

自 20 世纪起，世界范围内共出现过 4 次流感大流行，包括 1918 年的"西班牙流感"（并非起源于西班牙，而是美国堪萨斯的一处军营，因西班牙感染人数较多，甚至国王都感染，且诚实地报道了流感情况而称其为"西班牙流感"）、1957 年的"亚洲流感"、1968 年"香港流感"及 2009 年"H1N1 流感"病毒疫情。其中，西班牙流感（H1N1）造成了全球数千万人患病死亡，亚洲流感（H2N2）和香港流感（H3N2，由 H2N2

经抗原转变而来）均造成全球100万～400万人死亡。1957年，美国微生物学家莫里斯·希勒曼发现了流感病毒的抗原转变、抗原漂移现象，并带领团队率先发明了针对亚洲流感的疫苗。

5. 流行性感冒的诱发因素有哪些？

（1）环境因素

据中国疾病预防控制中心的研究发现，气候变量和纬度是与流感季节性特征相关性最强的因素；低温是北方地区冬季流感发生和年度周期性强度的预测因子，而南方地区春季的流感活动与降雨量有关。

（2）个体因素

具有基础慢性疾病、吸烟、因劳累、压力大导致的免疫力低下等都会导致人群更容易患流感。

6. 流行性感冒的典型症状有哪些？

一般为急性起病，患者在流感前驱期有乏力症状，很快会出现高热（可达39～40 ℃）、畏寒、寒战、头痛、全身肌肉关节酸痛等全身中毒症状，可伴或不伴鼻塞、流鼻涕、咽喉痛、干咳、胸骨后不适、颜面潮红、眼结膜充血等局部症状。

流感病程通常为4～7天，少数患者咳嗽可能持续数周之久。

儿童发热程度通常高于成人，患乙型流感时恶心、呕吐、腹泻等消化道症状较成人多见。新生儿可表现为嗜睡、拒奶、呼吸暂停等。

7. 流行性感冒是不是就是感冒？

流感和感冒都是由病毒引起的，但绝不能把流感当成普通感冒，流感并不普通。流感可分为不同临床类型。

（1）轻型流感

发热仅为轻或中度发热，全身及呼吸道症状都较轻，2～3天内可自我恢复或痊愈。

（2）流感病毒肺炎

流感病毒肺炎起病初与典型流感症状类似，但1～3天后病情迅速加重，可出现高热、咳嗽、胸痛，严重者可出现呼吸衰竭及心、肝、肾等多器官衰竭，抗生素治疗无效。

这类流感多发生在老年人、婴幼儿、慢性病患者及免疫力低下者，在病程5～10天内患者会因呼吸循环衰竭，生命垂危，治疗难度极大，死亡率较高。

（3）脑膜脑炎型

患者会出现意识障碍，头痛、呕吐、颈项强直等脑膜刺激征表现。

（4）心肌炎型和心包炎型

病毒侵袭到心脏的心肌或心包，患者可能出现胸闷、胸口痛等症状，化验提示心肌酶异常，心电图检查提示异常，严重者可出现心力衰竭。

（5）肌炎型

仅发生在儿童患者，表现为肌肉疼痛、压痛、肌无力，尿液呈茶色或深红色，化验显示血清肌酸激酶、肌红蛋白升高，这些都提示有横纹肌溶解。

（6）重症或危重症流感

在流感的症状识别及诊断过程中，重症或危重症流感的诊治非常重要。

出现以下情况之一者为重症病例：

①持续高热＞3天，伴有剧烈咳嗽、咳痰或胸痛；②呼吸频率快、呼吸困难、口唇发绀；③神志改变：反应迟钝、嗜睡、躁动、惊厥等；④严重呕吐、腹泻，出现脱水表现；⑤合并肺炎；⑥原有基础疾病明显加重。

出现以下情况之一者为危重病例：

①呼吸衰竭；②急性坏死性脑病；③脓毒症休克；④多脏器功能不全；⑤出现其他需进行监护治疗的严重临床情况。

8. 患流行性感冒吃感冒药有用吗？

首先，板蓝根、感冒清热颗粒、蓝芩口服液、小儿柴桂退热颗粒、小儿豉翘退热颗粒等治疗感冒的药物，对流感是没有效果的！

其次，病毒唑（利巴韦林），不管是静脉输液用的，喷雾用的还是口服的，对于流感也都没有效果，还有严重的不良反应，不要使用。

另外，静脉输液用的中药，比如炎琥宁、喜炎平同样也没有效果，反而不良反应不少，也不能使用。

所以，患了流感吃感冒药没有用。

9. 治疗流行性感冒应该用什么药物?

目前对于流感，推荐使用的药物有奥司他韦、扎那米韦和帕拉米韦。

然而，因为扎那米韦是 7 岁以上儿童才能使用，而且吸入时比较难操作，并且因该药能导致部分患有呼吸道疾病，如哮喘、慢性肺部疾病的儿童出现气管痉挛，所以目前使用较少。帕拉米韦，是我国首个批准经静脉途径给药治疗流感的神经氨酸酶抑制剂。《流行性感冒诊疗方案》推荐对于无法口服奥司他韦的患儿，或因怀疑或已知胃潴留、吸收不良或胃肠道出血而不能耐受或吸收口服或肠内给药的奥司他韦的患者，可考虑静脉应用帕拉米韦，但不推荐作为流感的预防用药。

口服奥司他韦是目前应用最广泛的抗流感病毒药物。为什么奥司他韦能治疗流感呢？它是能杀灭流感病毒吗？还真不是！奥司他韦能把流感病毒黏在细胞表面，不让它们进入细胞内完成复制和释放，这样的话，新的病毒产生不出来，老的病毒慢慢就被免疫系统给杀死了，体内病毒的量就少了，病毒对身体的刺激就会减轻，就能缩短发热和疾病症状的持续时间，大约可以减少 1 ~ 3 天的病程。同时研究发现，奥司他韦还可降低并发症，如中耳炎，肺炎和呼吸衰竭等风险。

10. 什么情况下应用奥司他韦?

以下情况立即使用奥司他韦：

（1）小于 5 岁的儿童，尤其是小于 2 岁的儿童，只要是怀疑感染流感了，因为其可能出现严重并发症，就建议立即使用奥司他韦，减少并发症的发生概率。

（2）正在住院的患者，如果怀疑感染流感了，也要立即用上奥司他韦。

（3）有慢性病史、免疫缺陷、长期使用阿司匹林的患者，如果怀疑感染流感，立即使用。

（4）孕妇、准备怀孕、产后的妈妈，如果怀疑感染流感，立即使用。

（5）大于50岁的人，如果怀疑感染流感，立即使用。

（6）其他情况，如果怀疑感染流感，也建议使用。

11. 奥司他韦是必须在病程的前48小时使用吗？

《流行性感冒诊疗方案》推荐在流感发病48小时内使用奥司他韦，因为病毒在体内复制的较多，奥司他韦就达不到杀死病毒的作用，只能减少新的病毒出现，所以建议尽早使用。

12. 什么情况下不能吃奥司他韦？

（1）细菌感染引起的流感。严重的细菌感染可能以流感样症状开始，流感后也可能出现继发的细菌感染，而奥司他韦对细菌感染并无治疗作用。治疗时应排查有无细菌感染，如明确仅为细菌感染时，则不宜使用奥司他韦。

（2）服用奥司他韦后出现精神异常症状。服用奥司他韦期间发生行为及感觉异常、幻觉、嗜睡、意识障碍、癫痫或精神错乱等情况，应停药并及时就诊。

（3）服药后出现过敏症状。过敏反应再次发生时往往会比第一次更严重，因此以前对奥司他韦过敏的患者不建议再使用奥司他韦，否则可能发生重度皮肤过敏反应，如中毒性表皮坏死溶解、多形性红斑等，因此，服药后有较严重过敏表现者应停药并应尽快就诊。

13. 如何预防流流行性感冒？

（1）通过接种疫苗预防流感。流感疫苗已在世界许多国家普及，现在已成为预防流感，尤其是对儿童而言极为重要的方法。

（2）洗手并保持双手清洁。我们应该使用抗菌肥皂去除匿藏在手上的大多数细菌，这有助于我们避免环境的有害影响，从而消除患流感的风险。除了保持良好的手部卫生外，我们还应注意不要将手放在眼睛、鼻子、嘴巴上，以避免染病。

（3）保持工作场所清洁。任何人都可以携带流感病毒，而大多数时候我们却没有意识到，因此，清洁所有经常接触的工具、家具、工作台表面，可以最大程度地降低患病的风险。

（4）使用喷鼻剂预防流感。冬春季节天气寒冷，空气干燥。这样的天气条件容易使鼻子中的黏膜干燥，不能有效防止灰尘和细菌进入气管。使用喷鼻剂可以将水分引入鼻子内部，保证鼻腔内的湿度，使鼻黏膜正常发挥功能。此外，干燥的天气也是流感病毒繁殖和寿命更长的有利环境，因此，建议每个人在干燥季节都喝大量的水，以便为身体提供足够的水分，更有效地抵抗流感病毒。

（5）体育锻炼。定期训练有助于身体增强对流感病毒的免疫力，促进血液循环。但是一旦感染了流感，就不应进行身体锻炼，而是需要好好休息。

（6）注意睡眠质量。充足的深度睡眠会对身体的免疫系统产生积极影响，改善免疫系统，从而有助于限制流感对身体的有害影响。

（7）远离香烟。吸烟与包括流感在内的许多危险疾病都有关，吸烟或与烟草烟雾密切接触会影响鼻子内部的黏膜，使鼻子发炎，为流感病毒攻击和伤害人体创造有利条件。因此，我们应该放弃或限制吸烟，这对身体健康有益，并减少了患危险疾病的风险。

【小贴士】

流感与感冒的区别

	流感	感冒
病原体	流感病毒	鼻病毒、副流感病毒、呼吸道合胞病毒、埃可病毒、柯萨奇病毒、冠状病毒、腺病毒等
传染性	强（从潜伏期末到急性期都有传染性）	弱
发病的、季节性	有明显的季节性（冬春季流行）	季节性不明显
发热程度	多高热（39~40℃），可伴寒战	不发热或轻、中度热，无寒战

	流感	感冒
全身症状	头痛、全身肌肉酸痛、乏力	轻或无
治疗	可用抗病毒药物	不建议使用抗病毒药物和抗生素
疫苗	流感疫苗	无

参考文献

任瑞琦，周蕾，倪大新.全球流感大流行概述 [J]. 中华流行病学杂志，2018，39（8）：1021—1027.

麻疹

1. 您认识麻疹吗?

　　麻疹病毒属副黏液病毒科,为单股负链 RNA 病毒,直径为 100 ~ 250 nm,衣壳外有囊膜,囊膜表面有血凝素(HL),具有溶血作用。此病毒抵抗力不强,对干燥、日光、高温均敏感,紫外线、过氧乙酸、甲醛、乳酸和乙醚等对麻疹病毒均有杀灭作用,但麻疹病毒在低温中能长期存活。

2. 麻疹是怎样传染的?

　　麻疹是由麻疹患者在传染期内通过空气飞沫播散传染给易感者的。当患者打喷嚏、咳嗽、说话、哭闹时,病毒随同呼吸道分泌物的飞沫而被喷出,然后随着空气的流动迅速播散开来。如果易感者吸入了这种带有麻疹病毒的空气,即可被传染。

3. 麻疹的传染源是什么?

　　麻疹患者是麻疹唯一的传染源。患者在潜伏期末至出疹后

5 日内有传染性，即出疹前后 10 天内均有传染性，其中以前驱期末传染性最强。恢复期患者不携带病毒。

4. 哪些人群容易得麻疹?

人群对麻疹普遍易感，凡未得过麻疹又未接种过麻疹疫苗者接触麻疹患者后，均易被感染而发病。

5. 麻疹的潜伏期一般为多长时间?

麻疹潜伏期为 6 ～ 21 天，平均潜伏期为 9 ～ 14 天。

6. 麻疹分为哪四期? 各期有什么样的症状?

麻疹分为潜伏期、前驱期、出疹期和恢复期四期。

（1）潜伏期

一般为 6 ～ 21 天，平均为 9 ～ 14 天，感染严重者或经输血获得感染者潜伏期可短至 6 天，接受过免疫制剂（全血、血清、免疫球蛋白等）或曾接种过麻疹疫苗而发病者，潜伏期可延长至 3 ～ 4 周。在潜伏期末 1 ～ 2 天麻疹病毒可从患者上呼吸道分泌物中排出，有些人接触麻疹患者数小时后，可出现暂时性轻度上呼吸道症状及低热，甚至有一过性皮疹，但甚罕见，麻疹典型病程可划分为 3 个阶段：前驱期、出疹期和恢复期。

（2）前驱期

一般持续 3 ～ 5 天，体弱及重症者可延长至 7 ～ 8 天，而曾接种过麻疹疫苗或有被动免疫力者则可短至 1 天。此期临床表现主要为上呼吸道（包括眼结膜）炎症的卡他症状，有发热、咳嗽、流鼻涕、流眼泪、畏光等，伴有不同程度的全身不适，发热常日低夜高，体温逐日升高，可达 39 ~ 40 ℃，婴幼儿可发生高热惊厥，年长儿或成人常诉头痛、头昏、乏力、嗜睡、咳嗽渐加重，多半为干咳。因麻疹所致的上呼吸道黏膜炎症常会下延至喉部、气管、支气管，所以患者咳嗽往往带嘶哑声，年幼儿甚至会出现呼吸急促和困难，并伴胃纳减退、呕吐、腹泻等胃肠道症状。

体格检查可见口腔及咽部黏膜充血明显，发病后 2 ~ 3 天可在第一磨牙对面的颊黏膜上看到科氏斑，为麻疹前驱期的特征性体征，有麻疹早期诊断价值。

患者口腔内有疹，呈白色，为 0.5 ~ 1 mm 针尖大小，散在于鲜红湿润的颊黏膜上，初起时仅几个，很快增多，且可融合，扩散至整个颊黏膜，以及口唇内侧、牙龈等处，也偶见于眼睑结合膜上，极少发生于硬腭、软腭，斑点数目少时易在日光下见到细小白点，周围红晕，数目众多时可融合成片，仅见充血的颊黏膜上有细盐样突起颗粒。科氏斑一般维持 2 ~ 3 天，迅速消失，有时在出疹后 1 ~ 2 天还可见到。

个别患者在前驱期开始时颈、胸、腹部出现风疹样或猩红热样或荨麻疹样皮疹，数小时内消退，称为前驱疹，有时在腭垂（又称悬雍垂）、扁桃体、咽后壁、软腭处可发现棕红色斑点，出疹期初迅速隐去。

（3）出疹期

常在起病后 3 ~ 5 天，见到科氏斑后 1 ~ 2 天，呼吸道卡他症状及发热达高峰时，患者开始出现皮疹，首先从耳后发际出现淡红色斑丘疹，渐及头部、前额、脸面、颈部，自上而下扩展至胸、腹、背，最后达四肢，直至手心脚底。2～3天就波及全身，皮疹以斑丘疹为主，开始时颜色鲜红，压之褪色，大小不等，平均直径为2～5 mm，分布稀疏分明。至出疹高峰时皮疹数目增多，聚集融合成片，色泽也渐转暗，但疹间皮肤仍属正常，偶见小疱疹或细小出血性皮疹，病情严重时，尤其伴有心肺衰竭时，皮疹颜色可突然转暗，并快速隐退。出疹达到高峰全身中毒症状加重，体温进一步升高，可达40℃以上，患者出现精神萎靡，嗜睡倦怠，或终日烦躁不安，咳嗽加重且有痰，唇舌干燥，咽部极度充血，眼睑水肿，分泌物多，颈部淋巴结及肝脾肿大，肺部常闻干、湿啰音。胸部X线检查可见纵隔淋巴结增大，肺纹理增粗。

（4）恢复期

在单纯麻疹患者中，皮疹和中毒症状发展到高峰后，体温常于12～24小时内较快下降，随后患者精神好转，食欲也大大好转，呼吸道症状减轻，但咳嗽常可延续较久。一般体温下降后2～3天皮疹按出疹顺序依次消退，留下浅棕色色素沉着斑，伴糠麸样细小脱屑，以躯干为多，2～3周内退尽，若无并发症，单纯麻疹自起病至疹退一般病程为10～14天。

7. 麻疹患者需要做哪些检查？

（1）细胞学和病毒抗原检查

取鼻咽部吸取物或鼻咽拭子或尿液沉渣的脱落细胞涂片，

采用 Giemsa 染色或苏木精 – 伊红染色，在普通光镜下可见到多核巨细胞形成和分布于上皮细胞核内和胞浆内的嗜酸性包涵体，病程第 1 周检查阳性率可高达 90% 左右，对麻疹诊断有重要参考价值，如果对上述涂片标本做特异性抗体标记染色，则可进一步检查麻疹病毒抗原。

（2）血清抗体检测

血清特异性 IgM 抗体是新近感染的标志，应用免疫荧光或捕获 ELISA 法检测麻疹 IgM 抗体，是目前普遍采用的特异性诊断方法，仅需单份血清标本，在发病后 3 天左右即可检出（发病后 5 ~ 20 天检出阳性率最高），且不受类风湿因子干扰，如果近 1 个月内未接种过麻疹疫苗，而血清麻疹 IgM 抗体阳性，即可确诊。留取病程急性期和恢复期（病后 2 ~ 4 周）双份血清，以血凝抑制（H1）试验和微量中和试验检测总抗体，或以 ELISA、IFA 检测麻疹 IgG 抗体，若恢复期血清抗体滴度 ≥ 4 倍增长，方有诊断价值，可作为回顾性诊断依据。

鼻咽拭子分离麻疹病毒，肺部 X 线片可见大片融合病灶，心电图见低电压、T 波倒置、传导异常等，脑电图检查 50% 可见异常。

8. 麻疹的诊断标准是什么？

（1）疑似病例

临床表现为发热、咽痛、畏光、流泪、眼结膜红肿等。发热 4 日左右全身皮肤出现红色斑丘疹，且 2 周前与麻疹患者有接触史。

（2）确诊病例

①在口腔黏膜处见到科氏斑。②病原学或血清学检验获阳性结果。

9. 麻疹应与哪些疾病鉴别诊断？

应与猩红热、风疹、幼儿急疹等发热、出疹性疾病鉴别。

10. 麻疹并发症有哪些？

麻疹感染过程中，由于患者体内免疫力低下，尤其年幼体弱和营养不良患者，很易继发其他病毒感染或细菌感染，或因环境恶劣及护理不当引起感染，其中以呼吸道继发感染最为多见。继发细菌性感染以金黄色葡萄球菌、溶血性链球菌、肺炎链球菌、流感杆菌或大肠杆菌为多；继发病毒性感染则以腺病毒及呼吸道合胞病毒感染为多，也可发生细菌病毒合并感染。

（1）呼吸系统并发症

①肺炎：麻疹病毒感染常波及肺部，约一半以上麻疹患者有肺部病变，由麻疹病毒引起的肺炎大多发生在疾病早期，患者可有轻度气促，听诊肺部出现啰音，X线检查肺门淋巴结增大，肺纹理增粗，两肺过度充气，肺小片浸润。由细菌或其他病毒引起的继发性肺炎为麻疹最常见并发症，多见于出疹期，以婴幼儿患病为重，临床表现为皮疹出齐后发热持续不降，气急缺氧症状加重，肺部啰音增多，中毒症状加剧，尚可出现吐

泻、脱水、酸中毒等代谢紊乱,甚至出现昏迷惊厥、心力衰竭等危重症状,肺部 X 线片可见大片融合病灶。金黄色葡萄球菌肺炎易并发脓胸、肺脓肿、心包炎等,病程反复迁延不愈,远期尚可遗留支气管扩张症。住院麻疹患者中大多并发肺炎,为引起麻疹死亡的最主要原因。②喉炎:麻疹并发轻度喉炎、气管炎颇为常见,有时发展成严重急性喉炎或喉气管支气管炎,多属继发细菌感染,出现声音嘶哑、哮吼、频咳、呼吸困难、缺氧及三凹征等,呼吸道严重阻塞时必须及早进行气管切开或插管抢救。③中耳炎:中耳炎为麻疹常见并发症,多发生于年幼患儿,为继发细菌感染,患儿哭吵不安时,要注意外耳道有无分泌物流出。

(2)心血管系统并发症

麻疹出疹期中毒症状严重,高热、气促、缺氧、脱水等常会导致患者心功能不全,出现呼吸急促、面色苍白、鼻唇发绀、烦躁不安、四肢厥冷、脉搏细速、心音低钝、皮疹转暗或突然隐退、肝急剧增大,心电图见低电压、T 波倒置、传导异常等,少数患者出现心肌炎或心包炎征象。

(3)神经系统并发症

脑炎为麻疹较常见的并发症,据统计,接种疫苗前发病率在 0.01% ~ 0.5%,即使在无明显神经系统症状的患者中,脑电图检查 50% 可见异常。

大多认为麻疹脑炎由麻疹病毒直接侵犯脑组织引起,有研究者曾多次从脑组织或脑脊液中检出麻疹病毒或其抗原,但由病毒引起的免疫反应在发病机制中的作用尚不能除外。

麻疹脑炎大多发生在出疹期，偶见于出疹前或疹退后，临床常有高热、头痛、呕吐、嗜睡、神志不清、惊厥、强直性瘫痪等，脑脊液中有单核细胞增多、蛋白质含量增加、葡萄糖含量不低，大多数患者可痊愈，但少数可留有智力障碍、肢体瘫痪、癫痫、失明、耳聋等后遗症。

（4）其他并发症

长期忌口、忌油会引起营养不良、维生素 A 缺乏等，使患者全身免疫力下降，严重者会出现角膜软化，甚至穿孔引起失明；若忽视口腔卫生则会引发口腔炎，甚至发生走马疳等严重并发症；麻疹后可因毛细血管通透性增加引起皮肤紫斑、黏膜出血；继发感染可引起局部淋巴结炎、化脓性结膜炎、肠炎、阑尾炎、脑膜炎等；麻疹后人体免疫力下降易发生百日咳、白喉等呼吸道传染病，又容易使原有结核病灶复发、扩散引起血型播散性肺结核及结核性脑膜炎。

11. 麻疹怎样预防？

（1）被动免疫

在接触麻疹后 5 天内立即给予血清免疫球蛋白，可预防麻疹发病；超过 6 天则无法达到上述效果。使用过血清免疫球蛋白者的临床过程变化大，潜伏期长，症状、体征不典型，但对接触者仍有潜在传染性。被动免疫只能维持 8 周，以后应采取主动免疫措施。

（2）主动免疫

接种麻疹减毒活疫苗是预防麻疹的重要措施，其预防效果可达 90%。虽然 5% ~ 15% 接种儿可发生轻微反应，如发热、不适、无力等，少数在发热后还会出疹，但不会继发细菌感染，亦无神经系统并发症。

国内规定初种年龄为 8 个月，如应用过早则存留在婴儿体内的母亲抗体将中和疫苗的免疫作用。由于免疫后血清阳转率不是 100%，且随时间的延长免疫效应可变弱，所以 4 ~ 6 岁或 11 ~ 12 岁时，应第二次接种麻疹疫苗；进入大学的青年人要再次进行麻疹免疫。急性结核菌感染者如需注射麻疹疫苗应同时进行抗结核治疗。

（3）控制传染源

要做到早期发现，早期隔离。一般患者隔离至出疹后 5 天，合并肺炎者延长至 10 天。接触麻疹的易感者应检疫观察 3 周。

（4）切断传播途径

患者衣物应在阳光下曝晒，患者曾住房间宜通风并用紫外线照射。流行季节中做好宣传工作，易感儿尽量少去公共场所。

12. 得了麻疹需要怎样治疗？

（1）一般治疗

卧床休息，房内保持适当的温度和湿度，常通风保持空气新鲜；有畏光症状时房内光线要柔和；吃容易消化的、富有营养的食物，补充足量水分；保持皮肤、黏膜清洁，口腔应保持湿润清洁，可用盐水漱口，每天重复几次。一旦发现手心、脚心有疹子出现，说明疹子已经出全，患者进入恢复期。密切观察病情，出现并发症立即看医生。

（2）对症治疗

麻疹患者高热时可用少量退热剂；烦躁时可适当给予苯巴比妥等镇静剂；剧咳时用镇咳药；继发细菌感染时可给抗生素。麻疹患儿对维生素A需求量大，WHO推荐，在维生素A缺乏区的麻疹患儿应补充维生素A。

13. 麻疹患者饮食应注意哪些？

应给予麻疹患者营养丰富、高维生素、易消化的流食、半流食，并注意补充水分，可少量、多次给予果汁、鲜芦根水等。摄入水分过少者给予静脉输液，注意水电解质平衡。恢复期应逐渐增加食量。

麻疹患者的禁忌食材：①油炸粗糙类食物；②海腥发物；③辛辣香燥类食物。

14. 如何对麻疹患儿进行家庭护理？

（1）得了麻疹如无并发症应在家中隔离。隔离时间为5天，有并发症者需延长至10天。由于麻疹病毒一旦离开人体很快就会丧失致病力，因此，只要居室经常开窗通风换气，就可以达到空气消毒的目的。患儿的衣服、被褥、玩具等在室外晒1～2小时也可达到消毒目的。

（2）卧床休息至疹子消退、症状消失。为了使患儿休息好，应为其创造一个良好的休养环境。居室要安静、空气要新鲜湿润，要经常开窗通风，但要避免穿堂风，不要让冷风直接吹到患儿身上，要避免强烈光线刺激患儿的眼睛，窗户拉上窗帘，灯泡用灯罩罩住。给患儿穿衣盖被要适当，穿盖过多，捂得全身是汗，见风反而容易感冒着凉，而引起肺炎。

（3）给予患儿清淡易消化的流食或半流食。给患儿多喝水或热汤，这样不但有利于将身体内的毒素排出，利于退热，还可以促进血液循环，使皮疹容易发透。疹子消退，即进入恢复期，此时应及时给患儿添加营养丰富的食物。除生冷油腻的食物外，不需要忌口。

（4）注意患儿皮肤、眼睛、口腔、鼻腔的清洁。麻疹病毒侵入人体后，不但能使皮肤出疹子，还会使眼结膜、口腔、鼻腔黏膜产生分泌物，这些分泌物中含有大量病毒，如不及时清洗，分泌物长时间地刺激皮肤黏膜，就会使这些部位的抵抗力下降，给病毒继续入侵和其他致病菌的生长繁殖创造条件。因此，做好患儿皮肤黏膜的清洁卫生是十分重要的。

（5）高热的护理。麻疹患儿如果没有并发症，发热不超过39 ℃，不必采用退热措施，但对发热在39 ℃以上的患儿，则需采取一些退热措施，如按医生的指导吃少量阿司匹林，忌冷敷及酒精浴。

（6）注意观察病情，及早发现并发症。麻疹的并发症多而且比较严重。常见的并发症有肺炎、喉炎、心肌炎及脑炎等。

【小贴士】

麻疹发热，不能立即给予退热剂！

麻疹初起发热，症状与感冒类似，很多患者在家时就使用退热剂将体温降下来，但这样做是很危险的！

因为麻疹只有在一定程度和有时限的发热时，才能使皮疹及时出现和出齐，通常体温在 38.5 ℃左右时疹子出现，达到 40 ℃左右时才会顺利出齐，病情即会好转。如果在疹子还未出齐甚至未出现时，就大剂量应用退热药物，导致疹子不出，轻则延长病程，重则引起各种严重并发症，病死率较高，所以，一般情况下，麻疹患者发热千万别随意使用退热剂！

参考文献

Controlpreventinn C F D. Oubreak of measles——Venezuela and Colombia, 2001–2002[J]. MMWR. Morb Mortal Wkly Rep，2002，51（34）：757.

水痘

1. 什么是水痘？

水痘是由水痘－带状疱疹病毒初次感染引起的急性传染病。临床上以全身分批出现的皮疹为特点，以斑疹—丘疹—疱疹—结痂为其演变过程，一般预后良好。

水痘－带状疱疹病毒属疱疹病毒科，为双链的脱氧核糖核酸病毒，仅有一个血清型。病毒糖蛋白至少有 8 种，决定了病毒的致病性和免疫原性。病毒在外界环境中生存力很弱，不耐热和酸，能被乙醚等消毒剂灭活。

水痘主要发生在婴幼儿和学龄前儿童，成人发病症状比儿童更严重。临床表现以发热及皮肤和黏膜成批出现周身性红色斑丘疹、疱疹、痂疹为特征，皮疹呈向心性分布，主要发生在胸、腹、背，四肢很少出现。

2. 水痘的传染源是什么？

水痘患者是唯一的传染源，病毒存在于患者上呼吸道和疱疹液中，发疹前 1 ~ 2 天至皮疹完全结痂均有传染性。患病后可获得终身免疫。

水痘在冬春两季多发，传染力强，直接接触或飞沫吸入均可被传染，易感儿发病率可达 95% 以上。

3. 水痘的传播途径是什么？

水痘传染性强，传播途径主要是呼吸道飞沫传播或直接接触传染。病毒感染人体后，先在鼻咽部局部淋巴结增殖复制 4 ~ 6 天，而后侵入血液并向全身扩散，引起各器官病变，常见于口咽部、呼吸道、胃肠道、眼结膜和阴道黏膜表面。

4. 哪些人易感染水痘？

任何年龄人群均可感染水痘 - 带状疱疹病毒，以婴幼儿和学龄前、学龄期儿童发病较多，6 个月以下的婴儿较少见。成人患水痘时，20% ~ 30% 会并发肺炎，一般病情重，病死率亦高。孕妇患水痘的表现亦较严重，并可引起胎儿畸形、流产或死产。水痘在易感人群中的播散主要取决于气候、人口密度和医疗卫生条件等因素。

5. 水痘有哪些临床表现？

该病潜伏期为 12 ~ 21 天，平均 14 天。起病较急，年长儿童和成人在皮疹出现前可有全身乏力、低热、头痛、恶心、呕吐、腹痛等前驱症状，小儿则皮疹和全身症状同时出现。

水痘皮疹最开始为粉红色小斑疹，迅即变为米粒至豌豆大的圆形紧张水疱，周围有明显红晕，有的水疱中央呈脐窝状。皮疹呈向心性分布，多相继分批出现，常先发于头皮、躯干受压部分，黏膜亦常受侵，如口腔、咽部、眼结膜、外阴、肛门等处，皮损的演变过程为：细小的红色斑丘疹→疱疹→结痂→脱痂，脱痂后不留瘢痕。水疱期痛痒明显，若因挠抓继发感染时可留下轻度凹痕。体弱者可出现高热，约 4% 的成年人可发生播散性水痘、水痘肺炎。

水痘的临床异型表现有：大疱性水痘、出血性水痘、新生儿水痘、成人水痘等。此外，若妊娠期感染水痘，可引起胎儿畸形、早产或死胎，如孕妇在分娩前 1 周患水痘可感染胎儿。

6. 水痘与带状疱疹有什么区别？

"本是同根生"的水痘和带状疱疹都是由水痘 - 带状疱疹病毒引起的，该病毒感染人体以后，出现水痘或隐性感染，而后潜伏于脊髓后根神经节的神经元中。在各种诱发因素 (外伤、感染、过劳等) 的刺激下可以再发，损伤神经出现神经痛。

虽是同一种病毒感染，但水痘和带状疱疹有很多不同之处。水痘好发于儿童，病毒通过呼吸道黏膜进入人体，播散到皮肤，出现斑丘疹、水疱疹，通常有发热症状。

然而，带状疱疹好发于 50 岁以上人群，主要是因为患者幼年得过水痘后，病毒潜伏于人体三叉神经节、胸及腰背神经节中的神经元细胞及其周围支持细胞的核内。在外伤、感染病及其他发热性疾病等诱发因素下，带状疱疹由潜伏的病毒激活所致，主要侵犯皮肤和神经，出现皮肤丘疱疹，成簇单侧发生，并伴明显刺痛。民间常称为"蛇串疮、缠腰火丹"。其治疗原则是止痛、抗病毒、消炎、缩短病程及保护局部预防继发感染。疱疹局部可用阿昔洛韦乳剂涂抹，以缩短病程促进康复，后遗神经痛患者可配合中药、针灸、光疗等方法。

7. 如何诊断水痘？

根据病史和皮疹特征不难做出诊断，必要时可做实验室检查明确诊断。

（1）病前 2～3 周有与水痘或带状疱疹患者密切接触史。

（2）发热与皮疹（斑丘疹、疱疹）同时发生，或无发热即出疹。皮疹呈向心性分布，以躯干、头、腰处多见。皮疹分批出现，呈斑丘疹→水疱疹→结痂的演变过程，不同形态皮疹可同时存在并伴有瘙痒，痂盖脱落后不留瘢痕。

（3）白细胞计数正常或稍低，淋巴细胞计数相对增高。

8. 感染水痘后怎么治疗？

（1）一般治疗

患儿应早期隔离，直到全部皮疹结痂为止，一般不少于病后 2 周。与水痘患者接触过的儿童，应隔离观察 3 周。该病无特效治疗方法，主要是对症处理及预防皮肤继发感染，保持皮肤清洁，避免抓搔。加强护理，勤换衣服，勤剪指甲，防止抓破水疱后继发感染。积极隔离患者，防止传染。

（2）局部治疗

以止痒和防止感染为主，可外搽炉甘石洗剂，疱疹破溃或继发感染者可外用 1% 甲紫或抗生素软膏。全身继发感染症状严重时，可用抗生素。忌用类固醇糖皮质激素，以防止水痘泛发和加重。

（3）抗病毒治疗

对免疫能力低下的播散性水痘、新生儿水痘或水痘肺炎、脑炎等严重病例，应及早采用抗病毒药物治疗，阿昔洛韦是目前治疗水痘－带状疱疹病毒的首选抗病毒药物，但在发病后 24 小时内应用效果更佳。

9. 水痘患者的家庭护理

（1）注意消毒与清洁

对接触水痘疱疹液的衣服、被褥、毛巾、敷料、玩具、餐具等，根据情况分别采取洗、晒、烫、煮、烧来消毒，且不与健康人共用。同时还要勤换衣被，保持皮肤清洁。

（2）定时开窗

空气流通也有杀灭空气中病毒的作用，但房间通风时要注意防止患者受凉。房间尽可能让阳光照射，打开玻璃窗。

（3）退热

如有发热情形，最好是以冰枕、毛巾、多喝水等物理退烧法。要让患者休息，吃富有营养、易消化的饮食，要多喝开水和果汁。

（4）注意病情变化

注意病情变化，如发现出疹后持续高热不退、咳喘，或呕吐、头痛、烦躁不安或嗜睡、惊厥时应及时送医院就医。

（5）避免用手抓破疱疹

特别是注意不要抓破面部的痘疹，以免疱疹被抓破引起化脓感染，若病变损伤较深，有可能留下瘢痕。为了防止这一情况发生，要把患者的指甲剪短，保持手的清洁。

10. 如何预防水痘?

控制传染源，隔离患儿至皮疹全部结痂为止，对已接触传染源的易感儿，应检疫3周。对免疫功能低下、应用免疫抑制剂者及孕妇，若有接触史，可应用丙种球蛋白或水痘－带状疱疹免疫球蛋白肌内注射。水痘减毒活疫苗是第一种在许多国家被批准临床应用的人类疱疹病毒疫苗，接种后的随访观察发现水痘疫苗对接种者具有较好的保护率。

【小贴士】

建议必须注射的二类疫苗——水痘疫苗!

疫苗分为一类和二类疫苗，一类疫苗也称国家免疫规划疫苗，由政府免费提供接种，即免费疫苗。二类疫苗由公民自费且自愿接种，即自费疫苗。一类疫苗跟二类疫苗的区分不是科学上有区别，而是管理上的不同，它们都可以预防相应的疾病。

而水痘疫苗就是二类疫苗，虽然不是免费的，但它是目前预防水痘感染的最有效手段。研究数据显示，接种1剂水痘疫苗后，保护率为89%，但避免发生中、重度水痘的保护率可达到99%。即使接种疫苗后还有可能会患水痘，但概率很低。接触水痘患者后接种水痘疫苗可预防水痘发生，以接触后3天内接种保护效果最佳。近来研究发现接触超过5天接种疫苗仍比未接种疫苗者的发病率低，因而仍建议接触超过5天者接种疫苗，以控制水痘暴发。

水痘疫苗在很多发达国家都已纳入计划免疫。如果经济条件允许，建议我国适龄儿童接种。各医疗站点都推荐1～12岁的儿童接种水痘疫苗，特别是1～5岁的儿童，因为其生理功能尚未完全发育，自身免疫力较低，因此感染病毒的可能性更大。水痘虽然不算严重的病，但得了水痘可太遭罪了，奇痒难耐，弄不好还会留疤。但免疫功能低下仍是水痘疫苗的接种禁忌证。

接种水痘疫苗后虽然并非终身免疫，但许多研究表明，对健康儿童进行水痘疫苗免疫接种后，免疫效果可持续多年。1剂次水痘疫苗接种后10年的有效性为94.4%，2剂次水痘疫苗接种后10年的有效性为98.3%。

预防带状疱疹的疫苗和预防水痘的不同。接种带状疱疹疫苗适用于 50 岁以上免疫功能正常人群，可显著降低带状疱疹疾病负担，但有效率随年龄增长而降低。孕妇和严重免疫抑制者不能接种带状疱疹疫苗。此外，低剂量阿昔洛韦预防用药可能降低 HIV 感染者带状疱疹发病率。

流行性腮腺炎

1. 什么是流行性腮腺炎？为什么被称为"流行性腮腺炎"？

早在公元前 460 年至公元前 400 年，该病就已经存在，这在古希腊著名医学家希波克拉底的著作中即有记载。这位西方医学之父在《流行病》中描述了在一座岛上暴发的一次流行性腮腺炎，并对本病进行了生动、细致的描述，认识到睾丸炎是该病的一种并发症。

流行性腮腺炎简称流腮，俗称痄腮。四季均有流行，以晚冬、早春季常见。是儿童和青少年期常见的呼吸道传染病。它是由流行性腮腺炎病毒引起的急性、全身性感染，以腮腺肿痛为主要特征，有时亦可累及其他唾液腺。患者是传染源，以直接接触、飞沫、唾液的吸入为主要传播途径。接触患者后 2 ～ 3 周发病。

流行性腮腺炎患者的前驱症状较轻，主要表现为一侧或两侧的腮腺以耳垂为中心向前、后、下方向肿大，肿大的腮腺常呈半球形，边缘不清，表面发热，有触痛。

2. 你了解过流行性腮腺炎病毒的发展历史吗?

腮腺炎流行最初发生在公元前 500 年左右的欧亚大陆，与当时的人类活动（盗匪、商贩、军队、宗教等）有关，正如《剑桥医学史·疾病史》之"新疾病的增长"一节所述："在集中对更接近当代的研究中麦克尼尔判定，自大约公元前 500 年开始的这一时期，病原体在亚洲和欧洲已经开始影响到文明的发展进程。这些病原体是引发天花、白喉、流感、水痘、流行性腮腺炎及大量其他疾病的寄生性微生物。它们快速在人类之间传播，不需要中间媒介……新病原体发病的直接后果是一场大规模的流行。"

1914 年，英国的微生物学家戈登首先通过实验的方法证明了腮腺炎是由一种"滤过性因子"或称"滤过性病毒"而引起的，但当时人们还没有发明电子显微镜，看不到真正的病毒，只能通过"滤菌器"间接证明其存在。1934 年，约翰逊和古德帕斯丘从流行病学的角度对此病进行了研究，通过将腮腺炎传染给猕猴的实验，论证了流行性腮腺炎是由唾液中的滤过性病毒引起的，从而推动了人们对流行性腮腺炎病毒的进一步研究。

从开始使用腮腺炎疫苗后，在全世界范围内，腮腺炎及其并发症的发病率急剧下降。但大多数国家，尤其是发展中国家，疫苗得不到广泛应用，这种疾病的传播依然存在。对于流行性腮腺炎的治疗，现代医学还没有特效药物，临床一般以疫苗免疫和抗病毒治疗为主。中医中药疗效较为满意，古今医家均积累了丰富的经验，尤其是近年来，采用内外兼治、中西医结合治疗等方法，取得了很好的临床效果。

3. 人类是如何感染流行性腮腺炎的？

本病传染源为患者和隐性感染者，病毒通过直接接触、飞沫、唾液污染食具和玩具等途径传播。四季均可流行，以晚冬、早春多见。以年长儿和青少年发病者为多，＜2岁婴幼儿少见。

在腮腺肿大前6天至肿后9天从唾液腺中可分离出病毒，其传染期自腮腺肿大前24小时至消肿后3天。20%～40%的腮腺炎患者无腮腺肿大，这种亚临床型的存在，造成诊断、预防和隔离方面的困难。孕妇的抗体可以通过胎盘，使婴儿在出生后6～8个月不患病；母亲在分娩前1周如患腮腺炎，其婴儿在出生时可有明显腮腺炎症状，或在新生儿期发病。感染本病后可获终身免疫。

4. 感染流行性腮腺炎病毒后会出现哪些症状？

感染流行性腮腺炎病毒后不会立即发病，病毒通常会在人体内潜伏8～30天，平均18天。

流行性腮腺炎起病大多较急，无前驱症状。有发热、畏寒、头痛、肌痛、咽痛、食欲不佳、恶心、呕吐、全身不适等，数小时后腮腺肿痛，逐渐明显，体温可达39℃以上。

腮腺肿痛最具特征性。一般以耳垂为中心，向前、后、下发展，状如梨形，边缘不清；局部皮肤紧张，发亮但不发红，触之坚韧有弹性，有轻触痛，张口、咀嚼（尤其进酸性饮食）时刺激唾液分泌，导致疼痛加剧；通常一侧腮腺肿胀后 1 ~ 4 天累及对侧，双侧肿胀者约占 75%。颌下腺或舌下腺也可同时被累及。10% ~ 15% 的患儿仅有颌下腺肿大，舌下腺感染最少见。重症者腮腺周围组织高度水肿，使容貌变形，并可出现吞咽困难。腮腺导管开口处早期可有红肿，挤压腮腺始终无脓性分泌物自开口处溢出。咽部及软腭可有肿胀，扁桃体向中线移动。腮腺肿胀大多于 3 ~ 5 天到达高峰，7 ~ 10 天逐渐消退而恢复正常。腮腺肿大时体温升高多为中度发热，5 天左右降至正常。病程为 10 ~ 14 天。

5. 如何诊断流行性腮腺炎？流行性腮腺炎与化脓性腮腺炎需要与哪些疾病区分？

主要诊断依据有发热和以耳垂为中心的腮腺肿大，结合流行情况和发病前 2 ~ 3 周有接触史，诊断一般不困难，没有腮腺肿大的脑膜脑炎、脑膜炎、睾丸炎等需要血清学检查及病毒分离。本病要与如下疾病区分。

（1）化脓性腮腺炎

化脓性腮腺炎常为一侧腮腺局部红肿、压痛明显，晚期有波动感，挤压时有脓液自腮腺导管开口流出，腮腺导管开口位于第二磨牙相对的颊黏膜处。白细胞计数和中性粒细胞计数明显增高。

（2）颈部及耳前淋巴结炎

颈部及耳前淋巴结炎肿大不以耳垂为中心，而是局限于颈部或耳前区，为核状体，较坚硬，边缘清楚，压痛明显，表浅者活动。可发现与颈部或耳前区淋巴结相关的组织有炎症，如咽峡炎、耳部疮疖等。白细胞计数及中性粒细胞计数增高。

（3）症状性腮腺肿大

在糖尿病、营养不良、慢性肝病中，应用某些药物如碘化物、保泰松、异丙肾上腺素等可引起腮腺肿大，为对称性无痛感，触之较软，组织学检查主要为脂肪变性。

6. 目前是否有针对流行性腮腺炎的特效药物？

本病为自限性疾病，尚无抗流行性腮腺炎特效药物，抗生素治疗无效。主要为对症治疗，可用利巴韦林及中草药治疗，紫金锭或如意金黄散，用醋调后外敷。体温达 38.5 ℃以上可用解热镇痛药。并发脑膜脑炎者给予镇静、降颅压等药物。睾丸炎患儿疼痛时给予解热镇痛药，局部冷敷用睾丸托。重症患者可短期使用肾上腺激素治疗。并发胰腺炎应禁食、补充能量，注意水、电解质平衡。隔离患者使之卧床休息直至腮腺肿胀完全消退。注意口腔清洁，饮食以流质饮食或软食为宜，避免酸性食物，保证液体摄入量。

7. 怎样才能保护自己和他人避免感染流行性腮腺炎？

目前尚无针对流行性腮腺炎的特效疫苗，但我们可以通过做到以下几点来进行预防。

（1）管理传染源

早期隔离患者直至腮腺肿胀完全消退。接触者一般检疫3周。

（2）被动免疫

给予腮腺炎高价免疫球蛋白可有一定作用，但来源困难，不易推广。

（3）自动免疫

新生儿出生后14个月常规给予腮腺炎减毒活疫苗或麻疹、腮腺炎和风疹三联疫苗免疫效果好。免疫途径为皮下注射，还可采用喷鼻或气雾吸入法，接种后可出现一过性发热，偶有在接种后1周发生腮腺炎者。

8. 接种流行性腮腺炎疫苗有什么不良反应吗？有什么注意事项吗？

接种流行性腮腺炎疫苗的不良反应轻微，而且少见。除接种部位轻度肿、痛外，最常见的反应为腮腺炎和低热。偶见睾丸炎和感音神经性耳聋，极少出现中度发热。

疫苗接种后的反应，一般无需特殊处理，只需局部处理，多饮水、注意保暖，防止继发其他反应。对较重的局部反应，以清洁毛巾热敷，可消肿，减少疼痛；对较重的全身反应可采取对症处理。

当然，不是所有人都适合注射流腮疫苗，以下人群禁忌注射。

（1）严重免疫缺陷或免疫功能低下者：患有获得性免疫缺陷症和免疫抑制的人群，如白血病、淋巴瘤、普通恶性肿瘤，或者接受皮质激素、烷化物、代谢拮抗剂以及物理射线治疗的患者是不能接种腮腺炎减毒活疫苗。

（2）孕期：孕妇慎重注射腮腺炎减毒活疫苗，因为从理论上讲疫苗可能会对胎儿造成损伤。尽管没有确凿的证据，但疫苗可能会引起人类先天性畸形。接种疫苗的妇女在接种后一个月内应避免怀孕。

（3）对疫苗成分如新霉素或明胶过敏者：麻腮风疫苗中含有冻干保护剂明胶，多个报道显示，对明胶过敏的人在接种麻腮风疫苗后会发生过敏反应。

（4）患急性疾病、严重慢性疾病、慢性疾病的急性发作期和发热者。

（5）患脑病、未控制的癫痫和其他进行性神经系统疾病者。

（6）在注射免疫球蛋白两周前接种腮腺炎疫苗，或者接种延期至注射球蛋白的 3 个月之后，这是由于被动获得的抗体会干扰机体对疫苗的免疫反应。

9. 流行性腮腺炎患者的饮食应注意什么？

流行性腮腺炎患者因张口及咀嚼食物使腮腺局部疼痛加重，所以应给予营养丰富、易消化、脂肪含量低的半流食或软食，并注意营养均衡，少食多餐，多饮水。食物温度不宜太高，多吃清凉解毒的食物，如小米粥、大米粥、绿豆红豆粥、米汤、藕粉、维生素丰富的新鲜蔬菜等，水果以凉性的新鲜水果较为佳，如西瓜、梨、猕猴桃等，优质的动植物蛋白适量摄入，如牛奶、豆浆等，以保证获得充足能量。

切勿进食生冷油腻、辛辣刺激、过甜、过咸的食物，因为这些食物会促进唾液分泌，过多的唾液会刺激本身就红肿的腮腺管口，使唾液排出受阻，腺体肿痛加剧。

【小贴士】

流行性腮腺炎竟有可能导致男性无精症！

很多人不理解，为什么这样一种好发于儿童和青少年的疾病，居然能和男性无精症扯上关系？因为引起流行性腮腺炎的腮腺炎病毒除了容易感染腮腺，还对睾丸生精小管的基膜具有亲和力，可以并发睾丸炎，引起生精小管变性，生精细胞减少，部分患者最终可能出现单侧或双侧睾丸的萎缩，从而导致少精子症、弱精子症，甚至是无精子症，影响男性生育力。

那是不是所有男性在发生流行性腮腺炎后，都有可能并发睾丸炎呢？不是！

一般来说，流行性腮腺炎并发睾丸炎主要影响的是青春期后的青少年，对青春期前的儿童影响较小。这是因为青春期前儿童的睾丸尚未发育成熟，不易受到感染。即使睾丸受到感染，也不容易出现睾丸萎缩。不过，临床上也经常有儿童时期患腮腺炎而发生睾丸萎缩的病例出现。因此，青春期后的青少年及成年男性发生流行性腮腺炎后应该更加应积极地寻求治疗，当然，青春期前的儿童感染也不容轻视。

流行性腮腺炎并发睾丸炎，会对男性的生育力产生什么影响？在成年男性流行性腮腺炎患者中，约有1/3可发生睾丸炎，以单侧多见。一般是在腮腺肿大开始消退时，患者又开始发热，睾丸肿胀疼痛，且有明显触痛，持续3～5天后逐渐好转。其中，30%～50%的患者在痊愈后可发生睾丸萎缩。单侧睾丸萎缩一般只会导致精液质量下降、精子计数减少，并不影响男性生育力。只有出现双侧睾丸萎缩时，才会引起精子生成障碍，导致男性不育。

因此，预防流行性腮腺炎是很有必要的，如果男性一旦感染，那么最重要的就是积极治疗，防止并发睾丸炎，避免造成不育的严重后果。而如果患者已经发生睾丸炎，则需要尽快评估生育力，必要时要采取相应措施以避免生育力的丧失。

流行性乙型脑炎

1. 什么是流行性乙型脑炎？人类是如何感染流行性乙型脑炎的？

流行性乙型脑炎（简称乙脑）是由乙脑病毒引起、经蚊虫传播的一种以脑实质炎症为主要病变的急性传染病。其病死率和后遗症率均较高。

乙脑病毒主要通过库蚊传播，在猪、涉水禽鸟等宿主中储存和扩增宿主间循环。猪、牛等家畜是乙脑病毒的主要储存宿主和传染源，尤其是猪，在流行地区和流行季节，其作为传染源的意义更为重要。往往人间乙脑流行前 2 ~ 4 周，猪群中已广泛传播。

库蚊作为乙脑的主要传播媒介，于水塘、池塘或灌溉稻田繁殖，主要在傍晚或夜间叮咬人畜。库蚊通过叮咬感染乙脑病毒的猪、牛等家畜后再叮咬人，导致病毒侵入人体，使人感染乙脑。

2. 是否感染了乙脑病毒后就会发病？什么人容易患流行性乙型脑炎？

乙脑病毒侵入人体后，只有当人体防御功能较弱时病毒才能穿越血脑屏障侵入中枢神经系统而发病。人感染乙脑病毒后，绝大部分呈隐性感染，仅有少数人发病，有显性感染症状（概率为小于或等于 0.1%）。潜伏期一般要经过 4 ~ 21 天，平均 14 天左右。

人对乙脑病毒普遍易感，少年、儿童是主要发病人群。低年龄尤其是 10 岁以下的儿童最为易感。因此，预防流行性乙型脑炎对于保护儿童健康显得极为重要。

3. 得流行性乙型脑炎后会出现哪些症状？

流行性乙型脑炎患者大多数起病急，初时体温常在 37 ~ 38 ℃，常伴有头痛，轻微恶心、呕吐及全身不适症状。经过 1 ~ 3 天后，体温上升，病情加重，发热达 40 ℃以上。除有高热外，突出表现为意识障碍、惊厥。婴儿囟门隆起，严重者发生嗜睡、昏迷，可因脑水肿、脑疝、呼吸衰竭而死亡等。暴发型的流行性乙型脑炎，甚至可以在 1 ~ 2 天内因呼吸衰竭而死亡。

流行性乙型脑炎发病初期，很像上呼吸道感染，患者有发热、头痛、全身不适，这些症状如果出现在流行性乙型脑炎流行季节，应引起重视，及早送医院检查。

4. 流行性乙型脑炎主要发生在哪个地区?

全球有 24 个国家存在乙脑病毒传播风险,我国是其中之一。目前除新疆维吾尔自治区、西藏自治区和青海外,我国其他地区均存在乙脑病毒传播风险。

该病在我国的分布也较广泛,但各地的流行程度随气候、雨量、地形及牲畜饲养等条件的不同而异。在气候温暖、潮湿多雨及沼泽地区,由于媒介蚊的大量孳生,最易流行本病。

本病发病有严格季节性,每年 7 ~ 9 月份发生最多,随着天气转凉,发病也减少,本病多呈散发性,隐性感染也较多。

5. 如何预防流行性乙型脑炎?

防蚊、灭蚊是预防流行性乙型脑炎传播的重要措施,应采取以防蚊、灭蚊及预防接种为主的综合措施。

防蚊的主要方法是搞好环境卫生,彻底清除卫生"死角"和蚊类孳生地。居室要安装纱门、纱窗,阻止蚊类飞入。对于饲养家畜、家禽的家庭,要搞好家畜、家禽圈栏的卫生,降低畜栏内外的蚊虫密度。室内灭蚊可使用蚊香、电热蚊香驱杀蚊虫,也可使用卫生杀虫气雾剂杀灭成蚊。在野外活动时,可将驱蚊剂涂抹在裸露的皮肤上。

接种流行性乙型脑炎疫苗是保护易感人群的根本措施。流行性乙型脑炎疫苗目前有 2 种,流行性乙型脑炎灭活疫苗和流行性乙型脑炎减毒活疫苗。接种对象是儿童及从非流行区到流行区的敏感人群。为了确保疫苗接种效果,接种时间应在流行季节前 1 ~ 3 个月完成。儿童经初次基础免疫后需强化免疫。

6. 水灾后怎样做才能保护自己和他人避免感染流行性乙型脑炎?

乙脑为蚊媒传播疾病,其流行与地域和自然环境密切相关。乙脑流行期间及流行期前 1 个月内的气象因素直接影响蚊媒繁殖和活动;此外,库蚊出现的早晚及数量均会影响猪等家畜的感染和病毒扩散。

由于洪水退去后残留的积水坑洼增多,使蚊类孳生场所增加,导致蚊媒密度和活动增加,加之洪灾破坏人们的居住条件及防蚊设施,增加了蚊虫叮咬的机会,从而也增加了蚊媒传播疾病发生的概率。

在流行季节,医疗卫生人员应关注并及时报告疑似乙脑病例。乙脑是可预防的传染病,有效的预防控制措施如下。

(1)疫苗接种

儿童按常规免疫程序完成相应乙脑疫苗接种或补种。既往未接种过乙脑疫苗的易感人群至少接种 1 剂次减毒活疫苗或 2 剂次灭活疫苗(间隔 7 ~ 10 天)。

(2)蚊虫防治策略

消除蚊虫孳生地。及时清除生活区周围的小型积水,翻盆倒罐加盖,填平洼地,消除积水。保持家畜、禽舍卫生。有条件的地方可定期对畜(猪)舍进行滞留喷洒等消杀灭蚊。

（3）对民众宣传疾病传播及预防蚊虫叮咬的方式，提醒及时就医

建议安装纱门、纱窗，使用蚊帐、蚊香；避免在蚊虫活动的高峰期，在猪舍、其他动物畜舍或病蚊媒孳生地点附近活动；穿浅色长袖衣裤，身体裸露处使用防蚊药剂，避免蚊虫叮咬，降低感染风险；人居住地尽量远离猪、牛等牲畜圈养地，减少与牲畜接触；乙脑流行季节出现发热、头痛、呕吐、嗜睡等症状，应及时就诊，明确诊断和治疗。

7. 流行性乙型脑炎如何治疗？

目前尚无特效抗病毒药物，临床以对症支持治疗为主，重点做好高热、惊厥、呼吸衰竭等危重症状的护理，是提高治愈率、降低病死率的关键。乙脑的护理比治疗更关键！

8. 如何做好流行性乙型脑炎的护理？

（1）休息：执行虫媒隔离措施，急性期应卧床休息，将患者安置在安静、舒适、有防蚊设备的病室内，控制室温在22 ~ 28 ℃。昏迷患者取头高足低位，头部抬高15°～30°，利于减轻脑水肿，头偏向一侧，使分泌物从口角流出，避免吸入呼吸道，注意定时翻身，每2小时一次，防止压力性损伤的发生，立好床栏，防止坠床。

（2）饮食护理：注意补充营养，鼓励患者多进食清淡、易消化的流质或半流质饮食，如豆浆、牛奶、米汤、菜汤、果汁、

绿豆汁等。昏迷及有吞咽困难者给予鼻饲，制订合理的鼻饲计划，或遵医嘱静脉输液，每天保证入水量 1500 ～ 2000 mL，并注意电解质、酸碱平衡。恢复期应逐渐增加高糖、高蛋白、高维生素饮食。

（3）病情观察：严密观察惊厥先兆，如烦躁不安、两眼凝视、肌张力增高等，遵医嘱给予镇静剂；注意颅内高压和脑疝的表现等，以便早期发现紧急情况及时处理。

（4）发热的护理：乙脑患者体温不易下降，常采用综合措施控制体温，具体措施如下。①降低室温：可使用空调、床下放冰块或者洒水等方法，将室温降至 22 ～ 28 ℃。②物理降温：包括冰敷腋下、颈部及腹股沟等体表大血管部位处，额部、枕部等，使用温水擦浴，冷盐水灌肠等。降温不宜过快、过猛，并且注意防止局部冻伤或坏死，禁用冰水擦浴，以免引起寒战和虚脱。③药物降温：应用退热剂时，注意用量不宜过大否则容易导致大量出汗而引起虚脱。④亚冬眠疗法：适用于持续高热、反复频繁抽搐的患者，氯丙嗪和异丙嗪具有降温、镇静、止痉作用，但是可抑制呼吸中枢及咳嗽反射，故用药过程中应保持呼吸道通畅，密切观察患者生命体征变化。

（5）惊厥的护理：惊厥者应针对病因进行处理，保持患者呼吸道通畅，防止舌咬伤；护理操作动作轻柔，尽量减少不必要的刺激。

（6）气道的护理：定期翻身，使患者头偏向一侧，便于分泌物及时流出，防止窒息和感染；呼吸衰竭者保持呼吸道通畅，遵医嘱给氧及注射呼吸兴奋剂，必要时气管插管或切开，使用人工呼吸机等。

（7）后遗症的护理：鼓励患者进行肢体功能锻炼，根据病情对瘫痪肢体进行按摩或被动运动，病情允许者，逐渐过渡到主动运动。瘫痪者注意保持肢体于功能位置，可结合针灸、理疗等方法。对吞咽障碍、失语者，应坚持进行吞咽、语言的功能训练，如指导患者鼓腮、吹泡泡、舔唇等。

【小贴士】

流行性乙型脑炎疫苗如何接种？

流行性乙型脑炎疫苗是用来保护儿童和成年人避免得流行性乙型脑炎的疫苗，有乙脑减毒活疫苗和乙脑灭活疫苗两种，目前国家免费为 7 岁以下儿童接种的是乙脑减毒活疫苗。所有 8 月龄以上健康儿童和由非疫区进入疫区的儿童和成人都应该接种乙脑疫苗来预防感染。

一、接种指导

1. 接种部位：上臂外侧三角肌下缘附着处。

2. 接种方式：皮下注射。

3. 接种过程：乙脑减毒活疫苗需接种两剂，儿童 8 月龄、24 月龄各接种一剂。乙脑灭活疫苗：一般需要接种四剂，儿童 8 月龄开始接种，依次接种第一针和第二针，时间间隔 7～10 天；然后于 2 岁和 6 岁分别接种第三针和第四针。

4.其他：全年任何季节均可接种乙脑减毒活疫苗。≤14岁未接种乙脑疫苗的儿童，如果使用乙脑减毒活疫苗进行补种，应补齐两剂，接种间隔≥12个月。青海、新疆和西藏地区未接种过疫苗的居民，迁居其他省份或在乙脑流行季节（每年7~9月）前往其他省份旅行时，建议接种一剂乙脑减毒活疫苗。

二、不良反应

1.乙脑疫苗接种后常见的不良反应有短暂性发热和接种部位红肿，通常在2天内可自行缓解。

2.偶有散在性皮疹发生（发生率低于万分之一），一般无需特殊处理。

3.如出现严重皮疹，应及时就医。

三、接种禁忌

1.接种乙脑疫苗后发生严重过敏者，通常不建议继续接种。

2.患中度以上急性疾病（如急性中耳炎）、严重慢性疾病（如心、肾及肝脏等疾病）、慢性疾病的急性发作期、急性传染病等，应暂缓接种，康复后再接种疫苗。

3.妊娠期女性不应该接种乙脑减毒活疫苗；育龄期女性接种乙脑减毒活疫苗后，3个月内应避免怀孕。

4.免疫缺陷、免疫功能低下或正在接受免疫抑制治疗者，不适合接种乙脑减毒活疫苗，但这类患者可以接种乙脑灭活疫苗。

四、注意事项

1. 感染过乙脑病毒后，通常不需要再接种乙脑疫苗。

2. 注射免疫球蛋白者通常建议间隔 3 个月以上再接种乙脑减毒活疫苗，以免影响疫苗效果。

3. 一般而言，乙脑减毒活疫苗可以和其他减毒活疫苗、非活疫苗同时接种，或间隔任意时间接种。

手足口病

1. 什么是手足口病？

手足口病（hand foot and mouth disease，HFMD）是由肠道病毒（EV）感染引起的一种儿童常见传染病。典型临床表现为手、足、口、臀等部位出现皮疹、疱疹和溃疡，多数患儿1周左右自愈，少数患儿可出现中枢神经系统损害和心肺功能衰竭，病情危重者可导致死亡。该病于2008年5月2日起，被列为丙类传染病。

EV对外界环境抵抗力较强，室温下可存活数月，其在污水和粪便中可存活数月。病毒对乙醚、去污剂、弱酸等有抵抗力，对紫外线及干燥环境敏感，含氯消毒剂、氧化剂、甲醛、碘酒也能使其灭活，病毒在50℃的条件下可被迅速灭活，在4℃的条件下可存活1年，–20℃的条件下可长期保存。75%酒精、5%来苏水对EV没有作用。

2. 你了解手足口病的起源吗？

手足口病是全球性传染病，世界大部分地区均有此病流行的报道。1957 年新西兰首次报道，1958 年分离出柯萨奇病毒，1959 年提出"手足口病"命名。早期发现手足口病的病原体主要为 Cox A16 型，1972 年 EV-71 在美国被首次确认。此后 EV-71 感染与 Cox A16 感染交替出现，成为手足口病的主要病原体。我国自 1981 年在上海始见本病，以后北京、河北、天津、福建、吉林、山东、湖北、西宁、广东等十几个省市均有报道。

3. 人类是如何感染手足口病的？有疫苗吗？

（1）传染源

患者、隐性感染者和无症状带毒者均为主要传染源。病毒主要存在于血液、鼻咽分泌物及粪便中。

（2）传播途径

传播方式多样，主要通过粪 – 口途径传播，其次是密切接触传播和飞沫传播，如密切接触患者的粪便、疱疹液或呼吸道分泌物，或接触因患者打喷嚏而被污染的手、毛巾、玩具、餐具等而感染，其中污染的手是传播中的关键媒介。

（3）易感人群

人群普遍易感，感染后可获得免疫力。由于被不同病原型感染后抗体缺乏交叉保护力，人群可反复感染发病。

目前手足口病已经有疫苗，主要是针对 EV-71 的疫苗，具有良好的免疫原性、保护效力和安全性。疫苗接种人群主要是针对 6 个月 ~ 2 岁的人群。

4. 手足口病的流行地区主要是哪里？

手足口病分布广泛，无明显的地区性，四季均可发病，以夏秋季高发。本病常呈暴发流行后散在发生，流行期间，幼儿园和托儿所易发生集体感染，家庭也亦可发生聚集发病现象。该病传染性强，传播途径复杂，在短时间内可造成较大规模流行。

5. 感染手足口病后会出现哪些症状？

（1）普通表现

手足口病潜伏期一般为 2 ~ 10 天，平均 3 ~ 5 天，最短在 24 小时内，可无明显前驱症状，多数患者突然起病，伴发热，口腔黏膜出现散在疱疹，手、足、臀等部位出现斑丘疹和疱疹，疱疹周围可有炎性红晕。可伴有咳嗽、流涕、食欲下降等症状。多在 1 周痊愈，预后良好。

（2）重症表现

神经系统表现：精神差、嗜睡、头痛、呕吐、肌阵挛、频繁抽搐、眼球震颤或共济失调等；查体时可见脑膜刺激征、腱反射减弱或消失、巴宾斯基征等病理征阳性。

呼吸系统表现：常见呼吸困难，呼吸节律改变，口唇发绀，口吐白色、粉红色或泡沫痰液，肺部可闻及痰鸣音或湿啰音。

循环系统表现：可见面色苍白，心率增快或缓慢，脉搏浅速、减弱甚至消失，四肢发凉，指（趾）发绀，血压升高或下降。

6. 如何诊断手足口病？

（1）临床诊断

①本病好发于 5 ~ 7 月，常见于学龄前儿童，以婴幼儿多见，易在婴幼儿聚集场所发生，发病前有直接或间接接触史。②发热伴手、足、口、臀部皮疹，部分病例可无发热。

（2）实验室确诊

临床诊断病例具有下列之一者即可确诊。

①病毒分离：自咽拭子或咽喉洗液、粪便或肛拭子、脑脊液、疱疹液或血清，以及脑、肺、脾等组织标本中分离出肠道病毒。②核酸检测：肠道病毒特异性检测阳性。③血清学检测：血清中特异性 IgM 抗体阳性，或急性期与恢复期血清 IgG 抗体有 4 倍以上的升高。

7. 手足口病会致死吗？能治好吗？

手足口病发病率为（37.01 ~ 205.06）/10 万，病死率在（6.46 ~ 51.00）/10 万。手足口病患者多在 7 ~ 10 天可以自行痊愈，不会留下后遗症，皮肤上也不会留下瘢痕，个别重症患者可出现脑膜炎、肺炎等，只要积极配合医生治疗，多数是可以治愈的。

8. 目前针对手足口病的治疗方法有哪些？

虽然手足口病灭活疫苗已运用于临床，但治疗上仍缺乏特效治疗药物，主要以对症治疗为主。

（1）普通病例

①一般治疗：注意隔离，避免交叉感染。适当休息，清淡饮食，做好口腔和皮肤护理。②对症治疗：发热等症状采用中西医结合治疗。

（2）重症病例

①应用降颅压药物：甘露醇、呋塞米。②应用糖皮质激素治疗：甲泼尼龙、氢化可的松、地塞米松，病情稳定后，尽早减量或停用。③酌情应用静脉注射免疫球蛋白总量。④其他对症治疗：降温、镇静、止惊。⑤应用有效抗生素防止肺部感染。

9. 怎样才能保护婴幼儿避免感染手足口病？

（1）维持良好的个人和家庭卫生可预防手足口病的发生。

（2）养成良好的个人习惯，饭前便后要洗手。

（3）保持家庭环境卫生，定期进行消毒。

（4）给孩子养成良好的饮食卫生习惯，不喝生水、不吃生食。

（5）避免和患有手足口病的患儿密切接触。

（6）做好免疫接种。

10. 目前有手足口的疫苗吗？

目前针对手足口病的疫苗为肠道病毒 71 型灭活疫苗，针对肠道病毒71型感染的手足口病，疫苗的保护力在90%以上。大多数重症手足口病由肠道病毒EV71引起，所以虽然EV71疫苗只针对一个类型的手足口病，但接种疫苗非常有必要。

目前，该疫苗还没有纳入国家计划免疫接种范围，需自费接种。6月龄之上、5岁以下的孩子可以接种该疫苗，一共2针，间隔至少1个月。手足口病患儿年龄越小越容易转为重症，因此越早接种，越有利于降低重症手足口病的风险，对孩子的保护作用越好。

【小贴士】
重症手足口：进展快，风险高，及早重视

大部分手足口病患儿都是普通型病例，可以自愈，家长只需做好对症处理，缓解患儿的不适，耐心等待疾病好转即可。

重症手足口病多发生在3岁以下儿童。病毒随着血液循环进入大脑，导致脑炎、脑膜炎、颅内高压（头痛、呕吐等表现），继发性地引起心率、血压升高，并且引发肺水肿和心力衰竭。疾病进展非常快，2~4天就能进展为重症手足口病，一旦救治不及时，很快导致死亡。

患手足口病时，以皮疹定病情轻重是一个误区。国家卫生健康委员会发布的《手足口病诊疗指南（2018版）》中明确指出，有以下表现提示患儿可能在短期内发展为重症病例，需要立即送医院治疗。

1. 持续高热：体温＞39℃，常规退热效果不佳。

2. 神经系统表现：精神萎靡、头痛、眼球震颤或上翻、呕吐、易惊、肢体抖动、吸吮无力、站立或坐立不稳等。

3. 呼吸异常：呼吸增快、减慢或节律不整，安静状态下呼吸频率超过 30 ～ 40 次 / 分。

4. 循环功能障碍：心率增快（＞ 160 次 / 分）、出冷汗、四肢末梢发凉、皮肤发花、血压升高、毛细血管再充盈时间延长（＞ 2 秒）。

5. 外周血白细胞计数升高：白细胞 ≥ 15×10^9/L，除外其他感染因素。

6. 血糖升高：出现应激性高血糖，血糖＞ 8.3 mmol/L。

7. 血乳酸升高：出现循环功能障碍时，通常血乳酸 ≥ 2.0 mmol/L。

由于重症手足口病进展快，所以患儿家属一定要对以上症状保持敏感。早发现，早诊断，早治疗，降低重症手足口病给患儿带来的健康负担。

参考文献

中国疾病预防控制中心 . 手足口病防治指南 . [EB/OL]（2008-05-06）[2024-7-3]https://www.chinacdc.cn/jkzt/crb/bl/szkb/jszl_2275/200805/t20080506_24700.html.

伤寒

1. 什么是伤寒？

伤寒（typhoid fever）是由伤寒杆菌引起的急性细菌性传染病，典型病例以稽留热、全身中毒症状、相对缓脉、玫瑰疹、脾大与白细胞计数减少等为特征，肠出血、肠穿孔是可能发生的最主要严重并发症。

2. 你了解伤寒的起源吗？

伤寒沙门菌（Salmonella typhi）是本病的病原体，1884 年在德国由 Gaffkey 在患者的脾脏中分离出来，属于沙门菌属的 D 群，革兰阴性杆菌。伤寒杆菌在自然环境中生命力较强，水中可存活 2 ~ 3 周，粪便中可存活 1 ~ 2 个月，能耐低温，冰冻环境中可维持数月。对于阳光、干燥、热力与消毒剂的抵抗力较弱，日光直射数小时即被杀灭；在 60 ℃的条件下加热 30 分钟，或煮沸则立即死亡；在 3% 苯酚中，5 分钟亦被杀灭。

3. 人类是如何感染伤寒的?

（1）传染源

传染源为患者和带菌者。患者从潜伏期开始即可从粪便排菌，尤其病后 2 ~ 4 周排菌量最多，传染性最大，恢复期排菌量减少。有 2% ~ 5% 的患者于恢复期后仍继续排菌，称"暂时带菌者"；极少数排菌时间可持续 3 个月以上者，称为"慢性带菌者"，带菌者是引起伤寒流行的主要传染源，也是伤寒持续散发的主要原因，个别患者可以成为胆道伤寒终身带菌者，当抵抗力低下时可出现伤寒败血症。

（2）传播途径

病原菌可通过污染的水源（如水井、沟塘、河流）、食物（如牛奶、酱肉、禽蛋、豆制品及生吃蔬菜等）或经日常生活密切接触、苍蝇、蟑螂等导致传播。其中水源污染是传播本病的重要途径，易引起暴发流行。

（3）易感人群

人群普遍易感，病后免疫力持久，再次感染者极少。

4. 伤寒主要发生在哪个地区?

伤寒每年感染超过 2600 万患者，呈世界性分布，多见于温带及热带卫生条件较差的地区。流行多在夏秋季。发病以儿童及青壮年为主。战争、洪涝、地震等灾害易致本病流行。

5. 感染伤寒后会出现哪些症状?

伤寒潜伏期为 3 ~ 60 天，平均为 1 ~ 2 周，其感染时间长短与感染菌数量和毒力有关。感染伤寒后有如下症状。

（1）典型伤寒

典型临床经过可分为4期。

①初期：病程第1周。多数缓慢起病，体温上升，伴头痛、全身不适等症状，之后可出现皮疹及脾大，部分患者出现腹泻或便秘。②极期：病程第2～3周。主要表现：a. 持续高热，常达40 ℃。b. 玫瑰疹：于躯干上部（前胸及上腹为主）出现。c. 相对缓脉：患者体温高而脉率相对缓慢，脉搏低于100次／分。d. 肝大、脾大。e. 神经系统中毒症状：部分患者出现表情淡漠、反应迟钝（伤寒面容）、重听等，重者可有躁动、谵妄等神经异常或昏迷。③缓解期：病程第4周。体温逐渐下降，各种症状逐渐减轻，食欲好转。少数患者可在本期内出现肠出血、肠穿孔或伤寒复燃。④恢复期：病程第4周末开始，体温恢复正常，症状消失，始于好转。但此期有伤寒复发的可能。

（2）非典型伤寒

①轻型：全身症状较轻，体温多在38 ℃左右，1～3周可恢复。多见于起病早期接受抗菌治疗，或注射疫苗预防者。②迁延型：起病与典型伤寒相似。③逍遥型：全身症状轻微，可因肠出血、肠穿孔等就诊。④危重型：急起高热，迅速出现谵妄、昏迷等症状。⑤儿童伤寒：年龄越小，临床症状越不典型。腹泻、呕吐较多见，易并发支气管炎和支气管肺炎。⑥老年伤寒：症状多不典型，个别病例不发热，病程迁延。

（3）复燃与复发

①伤寒复燃：进入缓解期，体温开始下降但尚未降至正常时，又再次上升，其他症状亦可再度出现，称为伤寒复燃。②伤寒复发：进入恢复期后，发热等表现又出现，如伤寒初发，称为伤寒复发。

6. 如何诊断伤寒？

诊断主要依靠病原学检查，特别是早期血培养阳性可确诊。

早期检测体液及尿液抗原阳性，结合临床表现可确诊。

血培养阴性时，根据流行病学、临床表现如持续发热、皮疹、肝大、脾大、嗜酸性粒细胞减少、肥达反应阳性等确诊。

7. 伤寒死亡率是多少？

伤寒的预后主要取决于早期诊断、及时治疗及抗菌药的敏感性。在无有效抗生素之前，病程可迁延 1 个月以上，病死率为 10% ~ 47%，应用氯霉素等有效抗菌药后，病死率下降至 1% 以下，病程亦缩短，但耐药株流行时病死率仍可达 5% ~ 10%。

伤寒主要死因为肠穿孔、肠出血等并发症。

8. 伤寒如何治疗？

（1）对症治疗

高热时以物理降温为主，不宜用大量退热药。烦躁不安者可用地西泮。便秘时以开塞露纳肛，或生理盐水低压灌肠，禁用泻药。腹胀时可用松节油涂腹部及肛管排气。对兼有毒血症和明显腹胀或腹泻者，激素的使用应慎重，以防诱发肠穿孔或肠出血。

（2）抗菌治疗

①喹诺酮类药物：如环丙沙星、氧氟沙星等。②头孢菌素类：第三代头孢菌素疗效较好（如头孢哌酮等）。③氯霉素：应注意有无粒细胞减少症的发生。婴幼儿血液病、肝肾功能严重障碍者应慎用。④复方磺胺甲噁唑：肝肾功能障碍者慎用。

9. 怎样才能保护自己和他人避免感染伤寒？

（1）控制传染源

及早隔离，治疗患者，隔离期应至临床症状消失，体温恢复正常后 15 天为止，亦可进行粪便培养检查，密切接触者要进行医学观察 23 天，有发热的可疑伤寒患者，应及早隔离治疗。

（2）切断传播途径

做好卫生宣教，养成良好的卫生习惯，饭前与便后洗手，不吃不洁食物，不饮用生水、生奶等，改善水源卫生。

（3）保护易感者

伤寒预防接种对易感人群能够起一定的保护作用，1989 年美国已批准应用口服伤寒 Ty21a 株减毒活疫苗，其不良反应较少，对人体有一定的保护作用。

【小贴士】

无症状的超级传播者——伤寒玛丽

"伤寒玛丽",本名叫玛丽·梅伦(1869年9月23日—1938年11月11日),生于爱尔兰,15岁时移民美国。起初,她给人当女佣。后来,她转行当了厨师。玛丽虽然身体一直健康,却携带伤寒杆菌,因传染多人,最终被隔离在纽约附近的北兄弟岛上的传染病房。医生对隔离中的玛丽使用了可以治疗伤寒病的所有药物,但伤寒病菌却一直顽强地存在于她的体内。最终,玛丽于1938年11月11日死于肺炎,而非伤寒,享年69岁。

玛丽是第一个被发现的"无症状感染者",玛丽·梅伦一生中直接传播了52例伤寒,其中7例死亡,间接被传染者不计其数。在同一间隔离医院里,除了短暂的间歇,前前后后她一共被关了27年。

细菌性痢疾

1. 什么是细菌性痢疾?

细菌性痢疾（bacillary dysentery）简称菌痢，亦称为志贺菌病（shigellosis），是由志贺菌属（痢疾杆菌）引起的肠道传染病。

痢疾杆菌在低温潮湿处可生存数月，温度越低其生存时间越长。本菌对阳光照射和煮沸等极敏感，经照射 30 分钟、加热至 60 ℃ 10 分钟或 100 ℃ 即可将其杀灭。本菌对各类化学消毒剂如苯扎氯铵、漂白粉、过氧乙酸等均敏感。

2. 你了解细菌性痢疾的起源吗?

菌痢的记述始于古希腊希波克拉底时代（公元前 5 世纪）。19 世纪曾出现全世界大流行。1899 年，日本人志贺首先发现菌痢是由痢疾杆菌引起，为纪念志贺的贡献，将痢疾杆菌称之为志贺菌。

3. 人类是如何感染细菌性痢疾的?

（1）传染源

传染源包括患者和带菌者，以轻症非典型菌痢患者与慢性隐匿型菌痢患者为重要传染源。

（2）传播途径

痢疾杆菌随患者或带菌者的粪便排出，通过污染手、食品、水源或生活接触，或苍蝇、蟑螂等间接方式传播，最终均经口入消化道使易感者受感染。

（3）易感人群

人群对痢疾杆菌普遍易感，儿童和青壮年是高发人群。

4. 细菌性痢疾主要发生在哪些地区?

细菌性痢疾好发于医疗卫生条件差且水源不安全的地区，在我国，细菌性痢疾的发病率总体呈逐年下降趋势。全年散发，但于夏秋季，即 5 ~ 10 月发病率最高。

5. 感染细菌性痢疾后会出现哪些症状?

细菌性痢疾潜伏期一般为 1 ~ 3 天，流行期为 6 ~ 11 个月，发病高峰期在 8 月份。菌痢分为急性菌痢、中毒性菌痢、慢性菌痢。

（1）急性菌痢

主要有全身中毒症状与消化道症状，可分成 3 型：

①普通型（典型）：急起畏寒、高热，伴有头痛、乏力、

食欲减退，并出现腹痛、腹泻，常伴肠鸣音亢进，左下腹压痛。②轻型（非典型）：患者全身症状轻微，可无发热或仅有低热。有急性腹泻，腹痛、左下腹压痛、里急后重症状均轻微。③重型：多见于年老、体弱或营养不良的患者。急起发热，腹泻、腹痛、里急后重明显，常伴呕吐，脱水严重。

（2）中毒性菌痢

多见于2～7岁的儿童。患者起病急骤，出现畏寒、高热、烦躁、惊厥，并有中毒性休克表现；肠道症状通常较轻。按临床表现可分为：①休克型：临床以感染性休克为主要表现。患者会出现面色苍白、四肢湿冷、皮肤有花斑，发绀、心率加快、脉搏细速、血压下降，并可出现心肾功能不全及意识障碍等症状。②脑型：患者突出表现为中枢神经系统症状，如剧烈头痛、频繁呕吐等，并可伴有不同程度的意识障碍。严重者可出现中枢神经性呼吸衰竭。③混合型：此型兼有以上两型的表现，病情最为凶险。

（3）慢性菌痢

菌痢患者可反复发作或迁延不愈达2个月以上，根据临床症状，分型如下：①慢性隐匿型：患者有菌痢史，但无临床症状。②慢性迁延型：患者有急性菌痢史，长期迁延不愈。③急性发作型：患者有急性菌痢史，由受凉、饮食不当等诱因致症状再现，但较急性期轻。

6. 如何诊断细菌性痢疾？

根据流行病学史、症状、体征及实验室检查结果，可初步做出诊断，病原学检查可确诊。菌痢可分为疑似病例、临床诊断病例、确诊病例3类。

（1）疑似病例

具有腹泻，脓血便或黏液便，或水样便，或稀便，伴有急后重症状，难以确定其他原因腹泻者。

（2）临床诊断病例

有不洁饮食或与菌痢患者接触史，出现腹泻、腹痛、里急后重、发热、脓血便等临床症状，粪便常规检查白细胞或脓细胞≥15/HPF（400倍），并除外由其他原因引起的腹泻。

（3）确诊病例

临床诊断病例中患者的粪便培养志贺菌属阳性。

7. 细菌性痢疾会让人致死吗？

经过适当、及时的治疗后，大部分患者能在1～2周内痊愈；少数患者会转变为慢性菌痢患者或带菌者，中毒性菌痢死亡率较高，预后差。

8. 细菌性痢疾如何治疗？

（1）急性菌痢的治疗

①一般治疗：卧床休息、消化道隔离。给予流质或半流质饮食，忌食生冷、油腻和刺激性食物。②抗菌治疗：常用的有喹诺酮类（如诺氟沙星、培氟沙星、氧氟沙星、环丙沙星）药物、复方磺胺甲恶唑、阿莫西林等。③对症治疗：保持水、电

解质和酸碱平衡，有失水者，均应口服补液或静脉补液。痉挛性腹痛时给予阿托品或进行腹部热敷。发热者以物理降温为主，高热时可给予退热药。

（2）中毒性菌痢的治疗

本型来势凶猛，应及时针对病情采取综合性措施抢救。

①抗感染：选择敏感抗菌药物，静脉给药，待病情好转后改口服给药。②控制高热与惊厥：高热者给予物理降温和退热药。③循环衰竭的治疗：基本同感染性休克的治疗。④防治脑水肿与呼吸衰竭：保持呼吸道通畅，给予吸氧，严格控制入液量，应用甘露醇或山梨醇进行脱水治疗，减轻脑水肿。

（3）慢性菌痢的治疗

①寻找诱因，对症处置：避免过度劳累，勿使腹部受凉，勿食生冷饮食。

②病原治疗：通常需联用两种不同类型的抗菌药物，足剂量、长疗程。

9. 怎样才能保护自己和他人避免感染细菌性痢疾？

（1）管理传染源

急性患者应隔离治疗至症状消失、粪便培养 2 次呈阴性。

（2）切断传播途径

饭前便后及时洗手，养生良好的卫生习惯，尤其应注意饮食和饮水的卫生情况。

（3）保护易感人群

口服活菌苗可使人体获得免疫力，免疫期可维持 6 ~ 12 个月。

10.目前有细菌性痢疾疫苗吗？

目前有预防细菌性痢疾的疫苗，可用于 3 岁以上的儿童和成人，保护率达 80% 左右，但不能预防所有的痢疾杆菌，且免疫期只维持 6 ~ 12 个月，以后可能发生二次感染。尽管有这些不足，但在流行期间口服痢疾疫苗是预防痢疾的重要措施。

【小贴士】
夏季谨防细菌性痢疾，入口饮食需多加注意

一、夏季细菌性痢疾的发病率高，原因主要有四个方面。

1. 环境湿热，大多数细菌容易繁殖。

2. 苍蝇孳生，容易污染餐具和食物。

3. 人们喜欢喝生水、冷饮，喜欢吃凉菜、瓜果，导致感染的机会增多。

4. 天气炎热，人的胃酸分泌减少或大量饮水使胃酸稀释导致胃内杀菌作用减弱。

二、预防细菌性痢疾，食物一要新鲜，二要清洁。要想保证这两点，食物储存务必要做好。

1. 常温储存：主要适用于粮食、食用油、调味品、糖果、

瓶装饮料等不易腐败的食品。

基本要求是储存场所清洁卫生、阴凉干燥；避免高温、潮湿；无蟑螂、老鼠等虫鼠害。食品一旦经过烹调就应尽快食用，通常烹调好的食物常温存放不应超过 4 小时。

2. 低温储存：主要适用于易腐食品。

部分细菌可以在 4℃左右的温度长时间存活并繁殖。所以对于经冷藏的食品，冰箱不是保险箱。冰箱中冷藏菜肴时间最好不要超过 24 小时，取出食用时一定要加热透。同时，冰箱储存新鲜水果和蔬菜是有时间限制的，不宜过久。

冰箱冷冻室储存食品一般不要超过 3 个月。生鲜肉需要低温冷冻保存，但肉类在家用冰箱中储藏也会发生一些缓慢地变化，使肉品变质，呈现所谓的橡皮肉，故生鲜肉在冷冻室也不能长时间储存。

病毒性胃肠炎

1. 什么是病毒性胃肠炎？

病毒性胃肠炎又称病毒性腹泻，是一组由多种病毒引起的急性胃肠道传染病，临床特点为起病急，有恶心、呕吐、腹痛、腹泻（排水样便或稀便），也可有发热及全身不适等症状。该病病程短、病死率低，引起本病最常见的病原体是轮状病毒、诺如病毒、肠腺病毒，另外与腹泻相关的其他病毒还包括柯萨奇病毒、埃可病毒、星状病毒、呼肠病毒、原型嵌杯病毒、冠状病毒等，但相对少见。

2. 人类是如何感染病毒性胃肠炎的？

人类感染病毒性肠胃炎的途径因病毒不同而略有不同，具体如下。

轮状病毒性胃肠炎

（1）传染源

轮状病毒性肠胃炎主要传染源为患者及无症状带毒者，

此外，家禽、家畜也可携带轮状病毒作为潜在传染源。症状出现前1天粪便中开始出现病毒，患病第3、4天为排毒高峰。病后1周排毒大多停止，少数可排毒2周。极少数可形成慢性腹泻而长期排毒。患病婴儿母亲粪便的带毒率可达70%左右。

（2）传播途径

以粪－口途径传播为主，此外，经呼吸道及家庭成员间的接触也可造成传播。

（3）易感人群

A组轮状病毒主要感染婴幼儿，最高发病年龄为6～24月龄，成年人特别是老年人免疫力低下时也可被感染。B组轮状病毒主要感染青壮年。C组轮状病毒主要感染儿童，成年人偶有发病。

诺如病毒性胃肠炎

（1）传染源

诺如病毒性胃肠炎的患者、隐性感染者和病毒携带者是主要的传染源。

（2）传播途径

以粪－口途径传播为主，人与人的密切接触，以及经过空气飞沫也可传播。

（3）易感人群

人群普遍易感。GⅠ群诺如病毒性胃肠炎患者以学龄儿童和成人为主，GⅡ群患者则以5岁以下的婴幼儿为主。

腺病毒性胃肠炎

（1）传染源

腺病毒性胃肠炎患者和无症状携带者为传染源。

（2）传播途径

以粪 - 口途径及直接接触为主，也可经呼吸道传播。

（3）易感人群

肠道腺病毒是我国婴幼儿腹泻的第二原因，感染高峰年龄为 5 岁以下，特别是 2 岁以下婴幼儿，成年人病例很少见。

3. 什么条件下可使病毒死亡？

（1）轮状病毒

轮状病毒在外界环境中较稳定，对温度抵抗力较强，在室温中可存活 7 个月；耐酸，不被胃酸破坏；-20 ℃的条件下可长期保存，可被乙醚、氯仿、蛋白酶，以及在 50 ℃的条件下加热 15 分钟可被灭活。

（2）诺如病毒

诺如病毒耐酸、耐热、耐乙醚，冷冻时保存数年仍可具有活性，在 60 ℃的条件下加热 30 分钟下才能被灭活，煮沸后可使病毒失活。

（3）肠腺病毒

肠腺病毒对酸碱、温度的耐受性较强，对胆盐等脂溶剂有较强抵抗力，因此可在肠道内生存。但对紫外线敏感，照射 30 分钟即可使其丧失感染性。

4. 感染病毒性胃肠炎后会出现哪些症状?

（1）轮状病毒性胃肠炎

①潜伏期：A 组轮状病毒潜伏期为 2 ~ 3 天，B 组、C 组均为 3 天左右。②A 组轮状病毒感染：起病较急，首发症状为发热、腹泻，部分患者为咳嗽和呕吐。轻至中度发热，高热者少见。严重者可出现重度脱水、酸中毒和电解质紊乱。③B 组轮状病毒感染：患者多为成年人，突然出现中等程度的腹泻，病初 2 ~ 3 天伴有恶心、呕吐、腹痛、腹胀、乏力等，有轻度脱水。④C 组轮状病毒感染：主要侵袭儿童，症状与 A 组感染相似，但持续时间较长。

（2）诺如病毒性胃肠炎

本病可能会有腹泻（每天 10 次左右，大便呈水样）、腹痛、恶心、呕吐等症状，并伴随低热、头痛、食欲减退等。潜伏期为 1 ~ 2 天。

（3）肠腺病毒性胃肠炎

常先出现呕吐，后见水样腹泻伴低热，部分患者同时出现鼻炎、咽炎、气管炎等上呼吸道感染症状。

5. 如何诊断病毒性胃肠炎?

根据流行季节、发病年龄、临床表现及粪便综合分析。若是秋冬季节，婴幼儿腹泻，而且大便为稀水便，可考虑本病。粪便中检查有特异性病毒，或轮状病毒，或双份血清特异性抗体滴度呈 4 倍以上，均可为诊断提供证据。

6. 病毒性胃肠炎会让人致死吗？

本病病情发展呈自限性，患者一般状况较好，可在数日内自愈，或经过对症支持治疗，即可痊愈，整体预后良好。

体弱及老年人合并其他慢性病者，可能出现不良的预后，严重者可因脱水，导致循环衰竭而死亡。

7. 目前是否有针对病毒性胃肠炎的特效药？

目前尚缺乏病毒性胃肠炎的特效治疗方法，临床以对症治疗为主。

（1）一般治疗

注意休息及饮食卫生，补充营养，饮食宜清淡，易消化。

（2）对症治疗

①饮食疗法：吐泻频繁者，禁食 8 ~ 12 小时，然后逐步恢复饮食。②口服补液盐（ORS）治疗：对有些脱水（轻、中度脱水）的患者，可予 ORS 液。③静脉补液治疗：对于脱水严重患者要进行静脉补液。④肠黏膜保护药的应用：目前使用较为普遍者为双八面体蒙脱石（思密达）微粒。

8. 怎样才能保护自己和他人避免感染病毒性胃肠炎？

（1）管理传染源

一旦发现患者出现急性腹泻，要尽快就医。家属要注意消毒隔离，患者便后马桶盖要盖好并冲水，及时处理被患者排泄物污染的物品。

（2）切断传播途径

①保持良好的个人卫生习惯，勤洗手，不吃生冷变质食物，不去不卫生的餐饮机构就餐，不和他人共用餐具。②注意厨房卫生清洁，生、熟食品分开，定期清洁生食接触的物品。③流行季节，少去人多的公共场所，减少感染。

（3）保护易感人群

①母乳喂养在一定程度可保护患儿感染病毒，因此提倡母乳喂养。②目前仅有轮状病毒疫苗进入了临床应用。新一代4价基因重组轮状病毒减毒活疫苗可覆盖目前流行的4种主要的血清型，用于6～12个月婴幼儿的预防接种。最佳接种方式是在2、4、6月龄时口服3次，最迟1岁内接种完成，有效率高于80%，但由于疫苗为减毒活疫苗，免疫功能低下，正患有急性胃肠炎者禁止接种。③除了疫苗接种，平时注意个人及饮食卫生，处理患病家属污物时戴一次性护具，做好隔离，日常也要注意锻炼和饮食的全面营养，维持正常的免疫力。

9. 病毒性腹泻患儿如何做好居家护理？

母乳喂养婴儿应该继续按需喂养。配方奶粉喂养的婴儿应在补充足够水分以及满足能量和营养的前提下选择无乳糖或低乳糖配方奶粉继续喂养。对于年龄稍长的儿童，可按平时饮食正常提供谷物、肉类、酸奶、水果和蔬菜等食物，但禁止摄入果冻、罐装果汁、甜点、含糖饮料和高脂肪食物。

病毒会破坏肠道内的正常菌群生态平衡，所以可在早期给予一些益生菌制剂和能够帮助遏制有害病菌的微生物制剂，具体服用安排应遵医嘱。

家长还需注意腹泻患儿的肛周护理，应及时更换尿布，保持肛周皮肤清洁、干燥，每次便后都要用温水清洗臀部、会阴部。便后擦拭最好使用婴幼儿专用湿纸巾。为女婴擦拭大便时应由前往后擦拭。有红臀的患儿，可将臀部暴露于空气中，然后涂上鞣酸软膏。

患儿的家长应做好家庭消毒隔离，针对不同生活物品，采用含氯或酒精消毒液、高温、暴晒等不同对应方式进行消毒。患儿及家长也都需要注意手部卫生，家长接触患儿大便前后均应使用流动水加皂液对手进行清洗。

【小贴士】

腹泻后如何"科学补水"？

腹泻是全球 5 岁以下儿童因感染性疾病死亡的第二大病因，轮状病毒感染则是该年龄段儿童重症致死性腹泻的首要病因。导致重症及死亡的主要原因是呕吐和腹泻造成的脱水。

脱水指的不仅是水分的丢失，还有电解质的丢失，其早期表现为口干、小便量减少、眼窝凹陷等。有些吃奶的儿童会不停地喝奶，这其实是口渴的表现。一旦出现以上这种情况，就要到医院检查。如果腹泻的儿童出现反复高热、腹胀、精神差、皮肤花纹等，或者出现腹泻严重、频繁呕吐、无法进食、明显少尿、无尿等症状，也需要及时去医院就诊。

如果患儿吐泻情况并不是很严重，可给予口服补液盐，预防脱水和治疗轻度、中度脱水。需要特别注意的是，并不是只要把水咽到肚子里就能达到补水的效果。腹泻期间的儿童只通过喝白开水或纯净水来补充水分，不仅难以被吸收，还容易导致水中毒，造成患儿水肿。饮用含糖饮料（汽水、糖水、未稀释的果汁等）和富含电解质的运动饮料都可能会加重腹泻症状。

猩红热

1. 什么是猩红热?

猩红热是我国儿童和青少年重要的传染病之一。2011 年以来,部分国家和地区的猩红热发病率升高。虽然猩红热的重症率和病死率极低,但猩红热易发生聚集性疫情,会加重我国儿童和青少年传染病的疾病负担。

猩红热(scarlet fever)是由 A 族溶血性链球菌感染引起的急性呼吸道传染病,这种细菌会产生一种毒素,可引起鲜艳的猩红色皮疹,因此这种疾病被形象地称为猩红热。

猩红热的病原体为革兰染色阳性 A 族 β 溶血性链球菌,该菌在体外的生活力较强,在痰液、脓液和渗出物中能生存数周,对热敏感,在加热至 60 ℃的水中 30 分钟或在碘酊中 15 分钟可以灭活。

2. 猩红热是如何传播的?

猩红热主要通过空气飞沫传播。比如说话、咳嗽、打喷嚏等，个别情况下也可由皮肤伤口或产妇产道传播，引起"外科猩红热"或"产科猩红热"。本病多见于小儿，尤其以 2 ~ 10 岁的儿童居多，要注意的是很多成人感染 A 族 β 型溶血性链球菌仅表现为咽喉不适，不易被察觉，但是能排出大量的细菌，具有传染性，如与儿童亲密接触，会导致儿童被传染。

3. 感染猩红热会有几种类型?

潜伏期为 1 ~ 7 天，一般为 2 ~ 3 天。猩红热可分为普通型、轻型、脓毒型、中毒型和外科型。

（1）普通型：流行期间大多数患者属于此型。

①发热：多为持续性，体温可达 39 ℃，可伴有寒战、头痛、全身不适、食欲缺乏等全身中毒症状。②咽峡炎：可与发热同时出现，表现为咽痛、吞咽痛，咽峡部黏膜可局部充血、水肿，并可有脓性渗出物。③皮疹：多数自起病后第 2 天开始出疹，始于耳后、颈部及上胸部，24 小时内迅速蔓延全身。典型皮疹为在全身皮肤充血发红的基础上散布针尖大小、密集而均匀的点状充血性丘疹，疹间无正常皮肤，压之褪色，常感瘙痒。部分患者的皮肤皱褶处，如肘窝、腋窝、腹股沟等易受摩擦的部位皮疹密而多，且可有皮下出血，形成紫红色线条样折痕，称为"线状疹"或"帕氏线"。皮疹于 48 小时达高峰，然后按出疹顺序消退，2 ~ 3 天退尽。退疹后皮肤脱屑，手掌、足底皮厚处可见指套、手套状脱皮。

患者面部充血明显，口鼻周围发白，充血不明显，称为

"口周苍白圈"。病程初期舌覆盖白苔、舌乳头红肿，突出于白色舌苔上，形似草莓称为"草莓舌"。第3天起，白苔脱落，舌面光滑呈肉红色，可有裂纹，乳头仍突起，形似杨梅，称为"杨梅舌"。

（2）轻型：目前此型患者越来越多，其临床表现比普通型猩红热明显减轻，其中10%患者无发热，咽峡炎症状也较轻，皮疹仅见于颈部和胸腹部，而且消退快。

（3）脓毒型：较罕见，一般见于营养不良、免疫功能低下及卫生习惯较差的儿童。患者体温上升较高，可达40℃以上，头痛、呕吐等全身症状明显。咽部及扁桃体充血水肿明显，可有溃疡、大片假膜形成，并分泌大量脓性分泌物。

（4）中毒型：毒血症明显，可有高热、头痛、剧烈呕吐，甚至神志不清、中毒性心肌炎及感染性休克。咽峡炎不重，但皮疹很明显。

（5）外科型：包括产科型，患者通常没有咽峡炎。皮疹首先出现在伤口周围，然后向全身蔓延。一般症状较轻，预后也较好。

4. 猩红热患儿如未得到正确治疗会出现哪些并发症？

猩红热常见的突出并发症是风湿性心肌炎、风湿性关节炎、急性肾炎等。

风湿性心肌炎多发生在出疹后期，如果宝宝出现发热、皮疹，并伴心慌、气短、胸闷和心脏部位疼痛，要警惕是否患了风湿性心肌炎；风湿性关节炎常发生在大关节部位，呈对称性发作，表现为各大关节先后出现红肿热痛，出现以上情况要及时就医；急性肾炎一般出现在猩红热病后 1 ~ 3 周，表现为尿量减少、尿色变深或血尿、眼皮和下肢水肿，因此，猩红热患儿康复后 2 ~ 4 周，最好做尿常规检查。

5. 猩红热的治疗方法有哪些？

患者应注意休息，对症治疗有退热、止痒等。咽痛明显者可选流质或半流质饮食。保持口腔清洁，可用温盐水漱口，多饮水，饮食易消化和营养丰富的食物。

早期治疗可缩短病程，防止并发症，尤其对预防风湿热、急性肾小球肾炎的发生有重要意义。首选治疗药物为青霉素类，对青霉素过敏者可选用头孢菌素，不宜选用大环内酯类和克林霉素。

对患者密切监护，注意维持其体内水、电解质平衡，必要时给予抗休克治疗。呼吸道隔离，卧床休息，补充足够的水分、营养，防止继发感染。积极配合治疗，大多数猩红热患者预后很好。

如果不幸感染了猩红热，除了要及时去医院就诊之外，其他时间还请在家休息不要外出，并遵循医嘱，按时用药，等待身体的康复。

6. 小儿猩红热的防护对策有哪些？

（1）切断传染源

猩红热的传染性极强，但目前尚没有疫苗预防，因此应注意切断传染源。猩红热是经由空气飞沫传播的，所以一定要保持居室内空气新鲜，流行期间避免去人群聚集的场所。

幼儿园发生流行时，可每天采用盐水给宝宝漱口，并对患病的宝宝马上进行隔离治疗，一般治疗7天，待咽拭子培养转阴为止，以免传染给别的宝宝。

无论是宝宝还是大人，只要与猩红热患者有过密切接触，或尤其是曾经患过肾炎或风湿热的宝宝，都应在医生的指导下尽快用药预防，如服用复方新诺明片、注射青霉素等。

（2）及时治疗

宝宝患了猩红热，必须及早使用抗生素治疗，早期注射足量的青霉素，可以缩短病程，加快病愈。目前，由于青霉素的广泛使用，患病后症状较轻的宝宝已明显增多，一般在注射青霉素1～2天后，皮疹即可消退，体温也逐渐下降。但切记不可自行给宝宝停药，需要听从医生的嘱咐继续用药1周，直到症状完全消失，否则，体内的溶血性链球菌并未完全消灭掉，会引起很多严重的并发症。

（3）休息且加强营养

患病的宝宝一定要卧床休息，多喝白开水，吃清淡、易消化的饮食。小便短赤、口渴的宝宝可以喝冬瓜汤，其做法是取新鲜冬瓜500克和少许盐，把冬瓜切成丝，放入锅内加水慢火煨汤，汤好后加一点点盐；发热后食欲不佳的宝宝可以吃拌白萝卜丝，方法为取适量白萝卜，洗净后切成丝，把切成丝的白萝卜酌情加葱油、白糖、盐拌匀；杨梅舌明显的宝宝，可服用参麦绿豆粥，方法为取沙参15克，麦门冬10克，绿豆500克，粳米50～100克，然后将沙参和麦门冬用水煎，取汁500毫升，与绿豆、粳米一起按常用的方法煨粥。

A族β溶血性链球菌可产生红疹毒素，它可作为一种变态反应原刺激身体产生抗体，发生变态反应。这类变态反应发生的时间大多在猩红热发病的2～3周，此时正是A族β溶血性链球菌感染后体内产生抗体的时间。因此，家长切不可把猩红热当作一般的感冒来对待，它可能会引起多种严重并发症。如果家长们发现宝宝患病，一定要及时带其去医院治疗。

【小贴士】

湿疹、痱子、幼儿急疹、猩红热，傻傻分不清楚

湿疹：是由多种内、外因素引起的皮肤炎症反应，皮损以头面部皮肤最为常见，躯体、四肢也可出现。治疗湿疹最可靠的方法就是保湿，给宝宝涂抹润肤乳，让皮肤保持湿润状态。如果是严重的湿疹，应及时就医，可在医生指导下使用含弱效激素的湿疹软膏，必要时还需口服抗过敏药。

痱子：是由于汗液排泄不畅、堵塞汗腺导管而引起汗腺周围发炎，特点是出得快，消得也快，皮疹主要集中在多汗部位，如前额、面部、脖子、腋下、肘窝、腘窝、胸背等处。痱子无需特殊处理，降低室温、勤洗澡、保持皮肤干燥后可自然消退，如果痱子破溃、红肿发炎要及时就医。

幼儿急疹：是由病毒感染引起的，常见于6个月～2岁婴

幼儿，特点是"热退疹出"，患儿通常先有不明原因的高热，体温可高达39℃以上，3～4天热退后，患儿头面部及躯干、四肢部位会出现粉红色皮疹，皮疹可蔓延到上肢和颈部，一般情况下不需要特殊处理，24小时后皮疹会逐渐褪色。由于皮疹可能会引起瘙痒，应防止患儿搔抓皮肤引起继发感染。

猩红热：是由A族β溶血性链球菌感染引起的急性呼吸道传染病，主要表现为全身弥漫性鲜红色皮疹，伴有发热、咽峡炎，可出现"帕氏线""口周苍白圈""草莓舌""杨梅舌"等特殊体征，怀疑猩红热一定要及时就医，尽早使用抗生素。

流行性脑脊髓膜炎

1. 什么是流行性脑脊髓膜炎?

　　流行性脑脊髓膜炎（简称流脑），是由脑膜炎奈瑟菌（俗称脑膜炎球菌）引起的急性细菌性脑膜炎。

　　本病起病突然，表现为高热、寒战、疲倦、头痛、呕吐、皮肤黏膜淤点、淤斑。如果没有及早诊断和治疗，病情常迅速进展恶化，出现剧烈头痛、频繁呕吐、抽搐、昏迷等，严重者可出现感染性休克及脑实质损害。少数患儿暴发起病，可迅速致死。

　　在我国，流脑属于乙类法定传染病。

2. 你了解流行性脑脊髓膜炎吗?

　　流脑可呈散发、流行、大流行及暴发流行，它呈地方性疾病时多为散发病例或少量人群感染。散发的流脑遍及全世界，而在许多国家中，流脑常不能与其他病原体所致的化脓性脑膜炎区别。因为缺乏实验设备，因而流脑常被统计到细菌性脑膜炎病例中。80％以上的细菌性脑膜炎常由脑膜炎奈瑟菌、肺炎链球菌及流感嗜血杆菌引起，而前者是唯一能引起流行的病原体。

我国曾于 1938 年、1949 年、1959 年、1967 年和 1977 年先后发生 5 次全国性流脑大流行，其中以 1967 年春季最为严重，发病率高达 403/10 万，死亡率为 5.49％，流行范围波及全国城乡。但自 1985 年开展大规模流脑 A 群疫苗接种之后，流脑的发病率持续下降，2000 年以来发病率一直稳定在 0.2/10 万左右，未再出现全国性大流行。

3. 人类是如何感染流行性脑脊髓膜炎的?

谈到传染病的传播，就不能不提传染病的 3 个传播要素：传染源、传播途径、易感人群。

（1）传染源

引起流脑的细菌是脑膜炎奈瑟菌，传染源为流脑患者和带菌者。其中带菌者是指鼻咽部存在细菌但无临床症状者。流脑流行期间，人群鼻咽部带菌率高达 20％ ~ 70％。带菌者因为没有症状，不容易被发现，是很重要的传染源。

（2）传播途径

流脑主要是经空气飞沫传播，在拥挤环境、通风不良时容易传染。< 2 岁的婴幼儿可通过密切接触被传染，如亲吻、同睡和喂奶等。

（3）易感人群

易感人群是指对某种传染病缺乏免疫力、易感性高的人群。人群普遍对流脑易感，但是成人有较强的免疫力，感染后仅 1% ~ 2% 发生流脑。新生儿因为自母体获得保护性抗体而很少发病，在 6 个月 ~ 2 岁时抗体降到最低水平，故发病率以 5 岁以下儿童，尤其是 6 个月 ~ 2 岁婴幼儿最高。感染后对本菌群产生持久免疫力。

4. 流行性脑脊髓膜炎主要在哪个季节流行？哪类人群容易患病？

本病的流行有明显的季节性特征，在北半球包括亚热带地区，多发生在冬春季，即起始于 11 月，于次年的 3 ~ 4 月结束；而在非洲，本病流行高峰是在炎热干燥季节，随着雨季的开始发病率下降，其感染与绝对湿度有关。多种因素可以影响本病的流行，包括病原菌的致病力、宿主本身的免疫状况、环境因素及几种因素之间的相互作用，因此可以解释为周期季节性的流行模式以及流行期间的不同年龄分布。

流脑以儿童发病率最高，多在 5 岁以下，尤其是 6 个月 ~ 2 岁的婴幼儿，但也可见于青少年及成人（25 ~ 30 岁）中。两性均可感染，但男性发病率较高。家庭中与患者有接触的感染危险性，要比一般人群中的感染危险高出 600 ~ 1000 倍。

5. 得流行性脑脊髓膜炎后会出现哪些症状？

流脑按临床表现和严重程度不同分为以下 4 型。

（1）普通型

本型最常见，占全部病例的 90% 以上。普通型流脑潜伏期为 1 ～ 10 天，一般是 2 ～ 3 天，潜伏期后开始出现症状。

最初 1 ～ 2 天，患者表现为类似感冒症状，如低热、咽痛、咳嗽及鼻塞等；随后迅速出现高热（40 ℃ 左右）、寒战、头痛、呕吐及精神萎靡等表现，年龄较小的幼儿不会主诉头痛，常有烦躁不安、哭闹、拒食及抽搐等表现。多数患儿皮肤黏膜会出现淤点和淤斑，直径 1 mm ～ 2 cm 不等，初为鲜红色，后呈紫红色，病情重者淤点或淤斑会迅速增多并融合，其中央呈紫黑色坏死或大疱；如果没能及时诊断和治疗，病情继续加重，会出现明显烦躁不安、频繁喷射状呕吐、剧烈头痛，重者有谵妄、昏迷及抽搐。婴幼儿由于颅缝及囟门未闭，临床表现不典型，可有咳嗽、拒食、呕吐、腹泻、烦躁、尖叫、惊厥，检查会发现囟门隆起，而脑膜刺激征不明显；治疗后体温逐渐恢复正常，头痛、呕吐等症状缓解，精神状态好转，神智逐渐恢复，皮肤淤点和淤斑逐渐消失，大淤斑中央坏死处形成溃疡，以后结痂愈合。一般在 1 ～ 3 周痊愈。

（2）暴发型

少数病例表现为此型。暴发型流脑起病急，进展快，病势凶险，病死率高，如不及时抢救，24 小时内可危及生命。

暴发型流脑患者突出表现为广泛皮肤黏膜出血，高热或体温不升，尿量减少，出现面色苍白、四肢厥冷、皮肤花斑、脉搏细速或触不到、血压下降甚至测不出等休克症状；也可出现昏迷、反复惊厥等脑膜脑炎表现。既有休克症状，又有脑膜脑炎症状者，病情更凶险，病死率极高。

（3）轻型

本型多见于流脑流行期的后期，患者症状轻微，仅有低热、轻微头痛及咽痛等感冒样症状，皮肤黏膜可有散在细小淤点，无淤斑，脑脊液检查多无异常。

（4）慢性败血症型

本型在临床上极少见，患者多为成人，病程迁延，可持续数周至数月，表现为间歇性发热、皮肤淤点或皮疹及关节痛。但患者一般状态良好，少数可有脾大。

流脑经过及时诊断和治疗，多数患者恢复较快，预后良好。但是少数患儿会因未能得到及时治疗或治疗不彻底，出现脑积水、耳聋或失明、肢体瘫痪、癫痫、精神障碍等后遗症，或因缺血坏死引起皮肤和肢体永久性损伤。极少数流行性脑脊髓膜炎可危及生命，如暴发型，死亡率高。

6. 如何诊断流行性脑脊髓膜炎？

流脑的诊断主要依据流行病学史，患者曾到过该病流行区或接触过流脑患者；儿童患者多见，表现为突发高热、剧烈头痛、频繁呕吐、皮肤黏膜出现淤点、淤斑及脑膜刺激征阳性；实验室检查血白细胞计数和中性粒细胞明显增多，脑脊液化脓性改变，核酸检测阳性，细菌学检查阳性，即可确诊。如患者迅速出现中枢神经系统严重损害或感染性休克临床表现时，则提示为暴发型流脑，应予以高度重视。

7. 如何预防流行性脑脊髓膜炎？

疫苗接种是预防流脑的最有效措施，日常防护也非常重要。

家中经常开窗换气通风（每天至少2次以上，每次30分钟以上），教孩子养成勤洗手的习惯，外出戴口罩；在流脑流行的冬春季节尽量避免到人多拥挤的公共场所，如超市、商场、游乐场所等。保证充足睡眠，多吃有营养的清淡饮食，以及富含多种维生素的水果蔬菜，保证平衡饮食，这样才有足够的免疫力抵抗流脑病菌感染。

如果发现孩子有流脑症状，须及时去医院检查，及早隔离治疗。

8. 流行性脑脊髓膜炎和流行性乙型脑炎的区别？

流脑和乙脑，从名字上看，两者均有"流行性""脑炎"，都会引起中枢神经系统病变，都有传染性，且都是法定传染病，但是其实区别很大。

（1）从病因来看

流脑是由脑膜炎奈瑟菌引起的急性化脓性脑膜炎，乙脑是由乙脑病毒引起的急性病毒性脑炎；前者是由细菌感染所致，后者是由病毒感染所致。

（2）从流行病学来看

流脑主要发生在冬春季，传染源为患病或带菌的人群，主要通过呼吸道飞沫传播，也就是人–人方式传播；而乙脑主要发生在夏秋季，传染源主要是家禽、家畜（如猪），蚊虫是传播媒介，蚊虫叮咬过被感染的家畜后传播给人，也就是通过猪－蚊－人的方式传播。乙脑患者血中病毒量少，病毒血症持续时间短，所以患者不是主要传染源。

（3）从临床表现来看

两者均有头痛、呕吐和抽搐等神经系统异常症状。但流脑常见皮肤黏膜淤点、淤斑，而乙脑没有这种皮肤表现。

（4）从实验室检查来看

流脑的脑脊液外观浑浊，蛋白质含量明显增加，葡萄糖含量明显减低，血和脑脊液可培养出脑膜炎奈瑟菌；而乙脑的血液脑脊液外观较清亮，蛋白质含量轻度增高，葡萄糖含量正常或偏高，血液和脑脊液乙脑抗体阳性，培养提示无菌生长。

（5）从治疗来看

流脑需要用抗生素治疗；乙脑用抗生素治疗无效，其主要是对症及支持治疗。

【小贴士】

流脑疫苗种类多，该如何选择？

流脑疫苗种类超级多，A群、C群、AC群，多糖、结合，免费、自费，排列组合有好几种，让人摸不着头脑。今天一文给您讲清楚。

我国上市的主要是4种流脑疫苗：

1. A群流脑多糖疫苗，简称流脑A群，单价，免费，预防

A 群流脑，适用于 6 月龄～ 2 岁儿童。

2. A+C 群流脑多糖疫苗，简称流脑 AC 群，二价，免费，预防 A 群流脑和 C 群流脑，适用于 2 岁以上的人群。

3. A+C 群流脑结合疫苗，简称流脑 AC 结合，二价，自费，预防 A 群流脑和 C 群流脑，适用于 6 月龄以上人群。

4. A+C+Y+W135 群流脑多糖疫苗，简称流脑 4 价多糖，四价，自费，预防 A+C+Y+W135 群流脑，适用于 2 岁以上的人群。

根据制作工艺，流脑疫苗又分为多糖疫苗和结合疫苗。多糖疫苗提取细菌上的荚膜多糖来制作，属于弱抗原，虽然会产生抗体，但不会有免疫记忆，抗体会减退。结合疫苗就是将小分子多糖结合在大分子蛋白质上，使免疫系统更容易产生抗体且会产生免疫记忆，保护时间长。

国内免费版的接种方案：6、9 月龄接种流脑 A 群（两针间隔不少于 3 个月），3 岁和 6 岁时接种流脑 AC 群。

最佳自费版的接种方案：3、4、5 月龄起接种自费的 AC 结合疫苗；3 岁和 6 岁接种自费的 4 价多糖疫苗。这样保护效果最好，范围更广时间更长。

参考文献

中国疾病预防控制中心 . 全国流行性脑脊髓膜炎防治指南（试行）（2005 年）. [EB/OL]（2011-11-29）[2024-7-3]https://www.chinacdc.cn/jkzt/crb/zl/lxxnjsmy/jszl_2227/200506/t20050608_24488.html.

结核病

1. 什么是结核病？为什么称为"结核"？

结核病是由结核分枝杆菌引起的慢性感染性疾病，可累及全身多个器官，以肺结核最为常见，占结核病的 80% ~ 90%，是最主要的结核病类型，临床表现为中低度发热、乏力、盗汗及红细胞沉降率增快。肺结核扩散可引起肺外结核，其典型病理改变为结核结节。

1965 年，法国学者 Sylvius 根据解剖了死于所谓"消耗病"或"痨病"人的尸体，发现其肺脏及其他器官有颗粒状的病变，故根据其形态特征称之为"结核"。

结核分枝杆菌在外界环境中对干燥、寒冷抵抗力较强，日光下可存活 2 ~ 8 小时，干燥环境中可存活 3 ~ 6 个月，在干燥痰内可存活 6 ~ 8 个月，在 0 ℃以下可存活 4 ~ 5 个月；对湿热抵抗力较弱，煮沸 5 分钟或阳光暴晒 2 小时可被杀灭，紫外线灯照射 30 分钟可杀灭物体表面的结核分枝杆菌；对溶脂的离子清洁剂敏感，如 2% 来苏尔、5% 苯酚、3% 甲醛、10% 漂白粉、70% ~ 75% 乙醇。

2. 你了解肺结核的起源吗？

结核病历史悠久，流行广泛，早在公元前几千年前就证实有结核病的存在。

考古学证据表明，结核病至少从新石器时代起就已经开始折磨欧亚大陆和非洲的史前人。德国和英国出土了石器时代的骸骨，其中有典型的结核性病变。距今 7000 年以上的古代已经有结核性疾病了。古代埃及在发掘墓葬中发现木乃伊身上脊椎有结核性病变。古希腊也详细记载了肺结核，而且认为结核病是传染性疾病，并提出结核患者应吃容易消化的食物和喝新鲜牛奶。

我国湖南长沙马王堆一号墓出土的 2100 年前的女尸发现肺上部及左肺门有结核钙化灶，说明其生前是一位肺结核病患者，这是我国有证可查最早的肺结核患者。我国医史中有关结核病的最早记载，是《黄帝内经》所载"虚痨"之症。

在 18 世纪欧洲工业革命时期，由于大量人口涌入城市，居住密集，食品匮乏，造成结核病的广泛流行，曾被称为"百色瘟疫"，当时记载到每 38 个死亡者中就有 1 人死于结核病。我国古代把结核病称之为痨病。

但自 20 世纪 40 年代起，继链霉素、对氨基水杨酸及异烟肼、利福平等抗结核特效药物发现之后，结核病不再是不治之症。

3. 人类是如何感染肺结核的？

传染病的传播需要有 3 个传播要素，传染源、传播途径和易感人群，那么肺结核又是怎样传播的呢？

（1）传染源

未经治疗的排菌患者是最重要的传染源。

（2）传播途径

主要经过飞沫传播，患者咳嗽、打喷嚏、大声说话或吐痰时，将带有结核分枝杆菌的飞沫排出体外，形成带菌微滴飘浮在空气中，被他人吸入后造成感染。与结核患者有长期密切接触的人感染可能性非常高。一个肺结核患者每年可能感染10 ~ 15人（或更多）。

（3）易感人群

人群普遍易感。感染者免疫力低下、过度劳累、营养不良、妊娠等均可诱发本病。

4. 肺结核的发病及死亡现状是怎样的？

WHO发布的《2017年全球结核病报告》指出目前罹患结核病的人数不断下降，但全球约有1/3人口受到结核分枝杆菌感染。2016年全年新发病例1040万，167万人死于结核病，估计仍有40%的患者未获得诊断和治疗。

我国结核病疫情严重，流行表现为高感染率、高患病率、高病死率、高耐药率。据WHO估计，目前我国结核病年发患者数约为90万，占全球年发病患者病例数的8.6%，仅次于印度和印度尼西亚，居世界第三。

5. 感染肺结核后会出现哪些症状?

肺结核起病可急可缓,患者多表现为低热(午后为著)、盗汗、乏力、纳差、消瘦、女性患者还会有月经失调等;呼吸道症状有咳嗽、咳痰、咯血、胸痛,以及不同程度胸闷或呼吸困难。

(1)肺结核分型

①原发型肺结核(Ⅰ型):本型为初次感染即发病的肺结核,表现为肺内渗出病变、淋巴管炎和肺门淋巴结肿大的哑铃状改变的原发性综合征,可出现早期菌血症,90%以上的患者可不治自愈。少数严重者可出现干酪性肺炎、肺不张。②血行播散型肺结核(Ⅱ型):较严重,多由原发型肺结核发展而来。分为急性血型播散型肺结核和慢性或亚急性血行播散型肺结核。急性血型播散型肺结核:一般呈急性发病,多数患者有明显的菌血症症状,有时可见皮下出血点、紫癜及贫血等,肺部常见症状有咳嗽、咳痰、气短、呼吸困难、发绀等;慢性或亚急性血行播散型肺结核:患者两肺出现大小不一、新旧病变不同,分布不均匀,边缘模糊或锐利的结节和索条阴影。③继发型肺结核(Ⅲ型):分为干酪性肺炎和慢性纤维空洞型肺结核。前者发病急骤,多有恶寒、高热、剧烈咳嗽、咳大量脓痰,也有咯血、发绀、呼吸困难等症状,病情迅速恶化、衰竭,进入恶病质状态;后者为肺结核的晚期类型,患者可反复出现发热、咳嗽、咳痰、咯血、胸痛、盗汗、食欲缺乏、消瘦、气短、发绀、心悸等。

④结核性胸膜炎（Ⅳ型）：分为干性胸膜炎和渗出性胸膜炎。前者患者症状很少，如仅有局限性针刺样胸痛或完全没有症状，可自愈；后者起病多较急，患者有中度或高度发热、乏力、盗汗等结核中毒症状，初期有胸痛，随着胸腔积液的出现和增多，胸痛反而减轻或消失，但可出现不同程度的气短和呼吸困难。

（2）肺结核分期

①进展期：患者症状加重或出现新的症状，痰菌转阳或菌量增多，红细胞沉降率加快，肺部病灶增多、渗出，边界模糊，出现空洞或原有空洞增大。此期患者为活动性肺结核病例，需进行强化期治疗。②好转期：患者症状减轻或缓解，痰菌减少或转阴，红细胞沉降率减慢或正常，肺部渗出性、增殖性或干酪性病灶减少，空洞缩小或闭合。此期患者仍为活动性肺结核病例，应坚持巩固治疗，以防止复发或出现继发性耐药。③稳定期：患者症状消失，痰菌持续转阴 3 个月以上，红细胞沉降率正常，肺部病灶以增殖或纤维性病变为主，且 3 个月以上不变化，空洞闭合或无变化。此期患者的体内结核分枝杆菌已经基本被控制。

6. 肺结核是怎样被确诊的？

肺结核的确诊需要密切结合临床表现、影像学及实验室检查，进行综合性分析判断。

肺结核诊断的金标准：痰涂片抗酸染色或痰结核分枝杆菌

培养阳性；肺活组织病理检查发现结核性肉芽肿、结核结节或干酪性坏死等结核病病理改变。

7. 肺结核的治疗药物有哪些？有什么不良反应？

化学药物治疗是现代肺结核病最主要的基础治疗，简称化疗。国际公认的化疗原则是：早期、联合、适量、规律、全程。根据药物的效力和不良反应大小分为两类。

（1）一线（类）抗结核药物：疗效好。不良反应少。

①异烟肼（INH，H）：口服，不良反应为肝损害。②利福平（RFP，R）：饭前口服，不良反应为胃肠反应及肝功能损害。③链霉素（SM，S）：肌内注射，不良反应为听力障碍、眩晕、肾功能障碍及过敏。④吡嗪酰胺（PZA，Z）：口服，不良反应为肝损害、胃肠反应、过敏、高尿酸血症。⑤乙胺丁醇（EMB，E）：口服，不良反应为视力减退、视野缩小等，停药多能恢复。

（2）二线（类）抗结核药物：效力或安全性不如一线（类）抗结核药物，可在一线（类）抗结核药物耐药或者不良反应不耐受时被选用。如卡那霉素、左氧氟沙星、对氨基水杨酸。

8. 得了肺结核能活多久？能治愈吗？

肺结核一般不会影响自然寿命且能治愈，但部分患者会出现反复感染的现象，需密切观察病情变化。

9. 怎样才能保护自己和他人避免感染肺结核?

（1）新生儿进行卡介苗接种可有效预防肺结核重症疾病。

（2）平时注意体育锻炼，增强体质，提高自身免疫力。

（3）患者的日用品、衣物、被褥等应注意晾晒。

（4）对肺结核高危人群或有肺结核密切接触史的人应进行胸部X线、结核菌素试验检查，尽早发现结核患者。

（5）肺结核虽然是呼吸道传染性疾病，但其是可防可控疾病，及时控制传染源，切断传播途径，保护易感染人群，可以降低结核的发病率。

【小贴士】

三招破"痨"法

第一招，正确戴口罩。目前市场上口罩种类特别的多，这些口罩对于预防肺结核都有用吗？其实也不能说完全没有作用。但对于在结核病医院工作的医护人员或是到病房探视结核患者时，最有效的还是医用防护口罩，它能有效地阻挡结核菌。佩戴时脸与口罩之间要密切的吻合，才能起到最佳的防护效果。

第二招，文明打喷嚏。最好的做法就是用纸巾捂住口鼻打喷嚏，如果没有的话，在打喷嚏时可以用手肘进行遮挡，这样既挡住了口鼻，手肘又不会到处触碰造成传播。

第三招，用对卡介苗。健康新生儿出生24小时内接种卡介苗，可以有效预防感染。但体重低于2500 g的新生儿、早产儿、出生有严重窒息、有吸入性肺炎等疾病时是不能够接种的，那没有及时接种疫苗的宝宝们之后还能补打吗？当然可以。待孩子身体恢复后，3个月以下的婴儿可以直接补种，3个月至4周岁的儿童要先做结核菌素试验，试验阴性才能补种，4岁以上就不给予补种了。

由于婴儿早期对卡介苗的耐受性更好，所以越早接种效果越好。而卡介苗对成人的保护作用是非常微弱的，所以它并不能够用来帮助成人预防结核病。

急性出血性结膜炎

1. 什么是急性出血性结膜炎？

急性出血性结膜炎（acute hemorrhagic conjunctivitis，AHC）又称流行性出血性结膜炎（俗称"红眼病"），主要是由肠道病毒引起的世界范围内的流行性传染性眼病，为中国法定丙类传染病。

本病潜伏期很短，起病急骤、传染性强、眼刺激症状重，结膜高度充血，常见结膜下出血和角膜上皮损害等特点，多发生于夏秋季节。

引起该病的病毒适宜在温暖、潮湿的环境中生存，耐酸、耐乙醚、耐碘苷，对 75% 酒精、紫外线、氧化剂、高温干燥敏感。

2. 你了解急性出血性结膜炎的起源吗？

1969 年本病在西非加纳首次暴发流行，主要由肠道病毒 70 型、柯萨奇病毒 A24 型变种和腺病毒 11 型引起，之后沿西海岸迅速蔓延，到达中东和其他亚洲国家。印度尼西亚、新加坡、日本、印度等也随即暴发流行。1971年我国首次暴发流行，20世纪80、90年代我国均有多次地区性小规模流行。该病在全世界多次流行。

3. 人类是如何感染急性出血性结膜炎的？

谈到传染病的传播，就不能不提传染病的3个传播要素：传染源、传播途径、易感人群。

（1）传染源

患有急性出血性结膜炎的人是本病的主要传染源，其眼部分泌物和泪液均含有病毒，部分患者的咽部或粪便中也存在病毒。发病后2周内传染性最强。

（2）传播途径

主要通过接触被患者眼部分泌物污染的手、物品或水等而发病。

（3）易感人群

人群普遍易感。发病率高，传播很快，发病集中。通常人患上急性出血性结膜炎，如不及时隔离、治疗和预防，在1～2天内全家会受感染，有时甚至会造成全班、全单位、全村流行。

4. 感染急性出血性结膜炎后会出现哪些症状？

该病潜伏期很短，接触传染源后2～48小时内双眼可同时或先后发病。患者自觉眼部有不适感，1～2小时即开始眼红，很快加重。患者具有明显的眼刺激症状，表现为刺痛、砂砾样异物感、烧灼感、畏光、流泪、眼睑水肿，睑结膜、球结膜高度充血。轻者眼分泌物为水样、浆液性，重者眼分泌物为淡红血色，继而为黏液性。患者一般无全身症状，仅少数人有发热、咽痛等上呼吸道感染症状。

急性出血性结膜炎为自限性疾病，一般1～2周便可自愈，患者视力无损害，角膜无基质浸润，一般无后遗症。

5. 如何诊断急性出血性结膜炎？

急性出血性结膜炎临床符合病例：夏秋季发病，有直接或间接接触病原体史。本病有2～3小时或1～2天潜伏期，急剧发病或暴发流行性、传播快的急性结膜炎或角膜炎，具有结膜高度充血、水样分泌物增多、耳前淋巴结肿大，部分伴有角膜上皮性病变等特征，可以作为临床诊断。

另外，对结膜囊的分泌物进行病毒培养分离出病毒，或患者恢复期血清中病毒抗体比急性期抗体滴度升高4倍或4倍以上可作为实验室确诊病例诊断。

6. 急性出血性结膜炎危险吗？会致死吗？

急性出血性结膜炎为自限性疾病，大部分患者预后良好，极个别患者会出现神经系统症状，但一般不会致人死亡。中国疾病预防控制中心病毒病预防控制所对2013年以来全国范围内的急性出血性结膜炎病例进行分析：近年来我国急性出血性结膜炎发病顺位在丙类传染病中排名第5，无死亡病例报道，发病情况较为平稳。

7. 目前是否有针对急性出血性结膜炎的特效治疗方法？

得了急性出血性结膜炎一定要及时、彻底、坚持治疗，症状消失后仍要坚持治疗1周。病期休息有利于隔离与康复。

目前尚无特殊有效的治疗方法，抗生素、磺胺类药物对本病无效。患眼分泌物较多时，可用生理盐水或3%硼酸液冲洗结膜囊，每日2~3次，并用消毒棉签擦净眼睑边缘。临床上可用抗病毒滴眼剂，如4%吗啉胍滴眼液、0.1%羟苄唑、0.1%三氮唑核苷滴眼剂，必要时可以用干扰素。中药金银花、野菊花、板蓝根、桑叶、薄荷等热熏敷或提取液滴眼也可缓解症状。

8. 怎样才能保护自己和他人避免感染急性出血性结膜炎？

该病没有特异性的预防措施。发生疾病暴发或流行时，积极开展健康教育，指导个人预防，保持良好的个人卫生习惯。

（1）对患者进行规范治疗，防止眼部并发症发生，患者一般不需要住院治疗。

（2）患者病后7~10天内，应尽量在家休息治疗，减少公共场所活动。

（3）患者接触过的物品应擦拭消毒、煮沸消毒或开水浇烫。患者的洗刷用品要严格做到和其他家庭成员分开，不能混用，避免交叉污染，如接触患者使用过的物品，应充分清洁或消毒手部。

（4）发生疾病暴发或流行时，学校和幼儿机构要强化晨检。一旦发现患者，应要求其脱离学习环境，居家治疗休息。

（5）本病流行期间不要到游泳池、浴场、旅馆等公共场所。

（6）一般不采用集体滴眼等方式进行该病的群体预防。

9. 患急性出血性结膜炎居家隔离时应怎么做？

（1）经常清洁受感染的眼睛。每当分泌物堆积在眼睛，就得清理干净，以免最后化脓溃疡。从靠近鼻子的内眼角开始擦拭眼睛。轻轻地擦过整只眼睛，一直到外眼角，这样可以把分泌物带离泪腺，让它安全地离开眼睛。清洁眼睛之前及之后都要洗手。只用纸巾干净的一面擦拭眼睛，以免分泌物重新回到眼睛里，用完后马上丢掉纸巾。

（2）使用非处方眼药水。大部分非处方眼药水由生理盐水制成，是用来代替眼泪的温和润滑液，它们能缓解急性出血性结膜炎引发的干眼症状，并洗掉污垢，以免结膜炎变严重，迟迟不愈。

（3）用温水敷眼。将不会起毛的干净软布浸在水中。拧出多余水分，轻轻地压着紧闭的眼睛。热敷可减轻结膜炎引起的肿胀，使眼睛更好受。但同时会增加从一只眼传染到另一只眼的风险。所以，每次热敷都必须使用干净的敷布，每只眼睛用不同的敷布。

（4）脱下隐形眼镜。如果有佩戴隐形眼镜，在急性出血性结膜炎发作期间，应该脱下。隐形眼镜会刺激眼睛，引发更严重的并发症，而且可能黏附细菌，加重感染。

（5）防止家庭间传播。要是传染给家人，痊愈后有可能再次被他们感染。所以不要用手触碰眼睛。摸了眼睛或脸后，必须马上洗手。给眼睛上药后也要洗手。每天使用干净的面巾和毛巾。在急性出血性结膜炎发作期间，每天更换枕头套。不要和别人共用会触碰眼睛的东西，包括眼药水、毛巾、床单、眼部化妆品、隐形眼镜、隐形眼镜清洗液或容器和手帕。在完全康复之前，不要画眼妆，否则，这些化妆品可能再次感染眼睛。

（6）如果急性出血性结膜炎伴随以下症状，务必去看医生。

①眼睛中度到严重疼痛，或把分泌物擦干净，也看不清，请马上就医。②眼睛充血，呈深红色，尽快去看医生。③本来就感染 HIV 或正在接受癌症放、化疗，导致免疫系统受损，请立刻就医。

【小贴士】

一人"红眼"，全家"眼红"

眼睛有些红是上火了吗？不一定，也可能是患了急性出血性结膜炎，俗称为"红眼病"，红眼病很容易令全家人都中招？这是为什么呢？

急性出血性结膜炎主要通过细菌传播，具有发病急促、传染性强、传播迅速的特点。患者眼睛结膜囊内的分泌物里有大量的细菌，其会依附在患者接触过的物品上。如果其他人接触到这些物品，又用手去拭汗、揉眼，就容易被传染。

对急性出血性结膜炎患者来说，如何避免将该病传染给其他家庭成员？

患者要及时就医和自我隔离，尽量将公共活动区域最小化，避免跟家人发生交叉感染。比如，患者的餐具在使用后，应在沸水中煮10分钟进行消毒，其屋内的垃圾最好扎紧封口后再丢弃。同时，对患者摸过的门把手、水龙头、电视遥控器等都是公共用品，应及时用酒精擦拭消毒；洗脸用具严格隔离使用，每日煮沸消毒或开水浇烫。家中成员应做到不揉眼、勤洗手，接触患者后用75%乙醇消毒双手。

风疹

1. 什么是风疹?

风疹是由风疹病毒(RV)引起的急性出疹性传染病,临床上以前驱期短、低热、皮疹和耳后、枕部淋巴结肿大为特征。一般病情较轻,病程短,预后良好。但孕妇感染风疹,将会导致胎儿严重损害,引起先天性风疹综合征。

风疹病毒不耐热,在 56 ℃的条件下加热 30 分钟,37 ℃的条件下加热 1.5 小时均可将其杀死,在 –60 ~ –70 ℃环境中,风疹病毒可保持活力 3 个月,干燥冰冻下可存活 9 个月。风疹病毒在体外的生活力弱,对紫外线、乙醚、氯化铯、去氧胆酸等均敏感。

2. 风疹有哪些类型?

根据传播途径,风疹可分为获得性风疹和先天性风疹综合征两类。

（1）获得性风疹

这种类型就是我们一般所说的风疹，患者是通过后天被传染而患病。临床表现为咳嗽、咽痛、发热等上呼吸道感染症状。发热 1 ~ 2 天后，患者开始出现皮疹，可伴耳后、枕部淋巴结肿大。

轻型感染者可无出疹，或为隐性感染，而重型则可出现脑炎、血小板减少等并发症。

（2）先天性风疹综合征

这种类型是孕妇感染风疹病毒后，经过胎盘传染给胎儿引起。重者直接引起死胎、流产、早产，轻者常引起各种先天性疾病，如畸形、白内障、视网膜病变、先天性心脏病、智力障碍等。

这种先天性疾病可以在胎儿一出生即存在，或出生后数年逐渐出现。

3. 风疹的传染源是什么？

患者是风疹唯一的传染源，包括亚临床型或隐性感染者，其实际数目比发病者高，因此是易被忽略的重要传染源。传染期为发病前 5 ~ 7 天和发病后 3 ~ 5 天，起病当天和前一天传染性最强。患者口、鼻、咽部分泌物及血液、大小便等中均可分离出病毒。

4. 风疹是通过哪种方式传染的？

一般儿童与成人风疹主要由飞沫经呼吸道传播，人与人之间密切接触也可被传染。胎儿被感染后可引起流产、死产、早产或有多种先天畸形的先天性风疹综合征。

胎内被感染的新生儿，其咽部可排病毒数周、数月，甚至1年以上，因此通过接触污染的奶瓶、奶头、衣被、尿布及直接接触患儿等可感染缺乏抗体的医务人员、家庭成员，或引起婴儿室中传播。

5. 哪些人易患风疹？

风疹一般多见于 5 ~ 9 岁的儿童，流行期中青年、成人和老人中发病也不少见。风疹较多见于冬春季。近年来春夏发病较多，可流行于幼儿园、学校、军队等聚集群体中。

6. 感染风疹后会出现哪些症状？

（1）风疹轻症患者可无明显症状。部分患者最初可先表现为发热、咳嗽、咽痛、流涕、淋巴结肿大、结膜充血，发热1 ~ 2 天后，开始出现皮疹，皮疹 2 ~ 3 天可消退。

（2）感染风疹病毒后，潜伏期为 14 ~ 21 天（平均 18 天），潜伏期后，患者开始出现症状。根据症状不同，分为前驱期和出疹期：①前驱期表现包括低中度发热、咳嗽、咽痛、流鼻涕等上呼吸道感染症状；结膜充血、畏光等结膜炎症状；颈部及枕部淋巴结肿大，可有压痛。②出疹期时，皮疹常于发热后1 ~ 2 天出现，为直径 2 ~ 3 mm 的淡红色斑丘疹，斑疹，或针尖样皮疹。皮疹始见于面部，后迅速向颈部、躯干和四肢扩散，1 天内可以波及全身，但手掌及脚底一般无皮疹。皮疹多于 2～3 天内消退，若未合并感染及其他损害（如抓伤、擦伤），退疹后不会有色素沉着、脱屑及瘢痕。淋巴结肿大消退较晚，可持续 2～3 周。

（3）极少数免疫力低下的风疹患者可有脑炎、心肌炎等并发症。并发脑炎时，可出现头痛、高热、恶心、呕吐（颅内压升高时可呈喷射性呕吐），以及精神倦怠、嗜睡、昏迷等意识障碍表现；并发心肌炎时，可出现胸闷、气短、胸痛、心悸、乏力等症状。

7. 得了风疹怎样治疗？

风疹没有特效治疗方法，一般以对症治疗为主，如发热、头痛，可用非甾体抗炎药治疗。

患者应注意卧床休息，进食易消化、营养丰富的饮食，多饮水。当患者体温减退、大量出汗后，可给患者喝盐水，补充电解质。注意保持患者眼、口腔、鼻的清洁。保持患者所处室内安静、空气新鲜。

8. 怎样才能保护自己和他人避免感染风疹？

任何传染病的预防措施都分为控制传染源、切断传播途径和保护易感人群 3 类，风疹的预防是以疫苗接种为主的综合性措施。

（1）控制传染源

由于患者是风疹唯一的传染源，因此需要对患者进行规范的治疗及隔离，减少将病毒传染给他人的机会。出疹后 5 天内都应进行隔离。

（2）切断传播途径

在风疹流行季节尽量减少去人员密集的场所，不要接触风疹患者，在呼吸道疾病高发季节，前往人群聚集场所，注意做好呼吸道个人防护，尤其是妊娠早期的女性更应注意，以免引起胎内感染，使胎儿患先天性风疹综合征。

（3）保护易感人群

对儿童及对风疹缺乏免疫力的人群接种风疹疫苗是最有效预防风疹的方法。接种风疹疫苗后，95% 以上的人可产生抗体，使人体获得对风疹病毒的免疫力，其抗体可存在长达 20 年。

所有的幼儿都应该接种风疹疫苗。在我国，一般 8 月龄时接种第 1 剂麻疹＋风疹二联疫苗、18 月龄时接种第 2 剂麻疹＋腮腺炎＋风疹三联疫苗。如果儿童上学时还没有进行第 2 剂接种，应尽快接种，最迟不应超过 12 岁。

9. 如何做好风疹患者的家庭护理和日常生活管理?

（1）心理护理

患者可能因为对风疹缺乏了解，而在患病期间产生焦虑、恐惧等不利于身心健康的情绪，对此，家人应当积极向患者传播风疹相关知识，以坚定患者战胜疾病的信心，保持心情愉悦。

（2）症状护理

患者发热时，可用温水擦浴，以降低体温，但禁止用酒精擦浴，虽然酒精能迅速蒸发，带走更多热量，但酒精刺激皮肤，不利于皮疹恢复；结膜炎时应避免光线刺激；皮肤瘙痒可用温水擦洗，并用炉甘石洗剂涂擦，禁止患者用手抓瘙痒处，以免合并细菌感染；出汗时应及时擦干汗液，换干净、干燥的衣服，保持皮肤清洁、干燥。

（3）消毒与隔离

风疹为呼吸道传染病，在出疹后5天内都应该进行消毒、隔离措施；每天要对空气进行消毒，患者居住房间保持室内通风；护理患者时要戴口罩，穿隔离衣，用于避免飞沫与普通衣物接触和传染。

（4）日常生活管理

发热期间应鼓励患者多饮水，避免脱水及电解质紊乱。

饮食要选择清淡、易消化、营养丰富的半流食或流食，如牛奶、蛋羹、米粥等，避免患者食用辛辣、油腻、刺激性的食物。

患者居住的房间应安静、舒适、通风良好、光线适宜。

【小贴士】

准妈妈小心风疹

风疹对于普通人来说，危害并不会很大，但如果孕妇出现风疹感染可能会导致胎儿死亡或者先天性缺陷，即先天性风疹综合征。在我国，每年有30余万带有各种出生缺陷的新生儿来到人间。据保守估计，约有4万名是孕妇感染风疹病毒后所生育的先天性风疹综合征患儿。

那育龄女性在准备怀孕前应该做些什么来避免呢？其实大多数人在儿童时期都已患过风疹，获得免疫，但随着年龄的增长，人体中的风疹抗体阳性率有所降低，而随着抗体水平的降低，隐性感染的风险就会加大。所以，怀孕前，育龄女性可以到医院进行风疹病毒 IgM、IgG 抗体检测。如果 IgG 抗体检测阴性，建议孕前接种风疹疫苗，避孕 1～3 个月后再计划妊娠。

　　如果孕妇确诊为风疹病毒感染，可以通过脐带血穿刺行风疹病毒 IgM 以及 IgG 检测来判断胎儿是否感染风疹病毒，评估胎儿患病风险。

梅毒

1. 什么是梅毒?

梅毒在全世界流行，据 WHO 估计，全球每年约有 1200 万新发病例，主要集中在南亚、东南亚和次撒哈拉非洲。近年来梅毒发病率在我国增长迅速，梅毒已成为报告病例数最多的性病。所报告的梅毒中，潜伏梅毒占多数，一、二期梅毒也较为常见。

梅毒患者的皮肤、黏膜中含梅毒螺旋体。获得性梅毒（后天）早期梅毒患者是传染源，95% 以上是通过无保护的性行为传染，少数通过亲吻、输血、污染的衣物等传染。胎传梅毒由患梅毒的孕妇传染，如果孕妇为一、二期和早期潜伏梅毒患者，传染给胎儿的概率相当高。

梅毒螺旋体对温度和干燥特别敏感，体外抵抗力极弱。梅毒螺旋体怕干燥，所以在人体外的存活率很低，肥皂水及一般消毒水可于短时间将其杀死。梅毒螺旋体在干燥和阳光照射下会很快死亡，离体干燥 1 ~ 2 小时后即死亡，在 50 ℃的条件下加热 5 分钟也能彻底灭活，煮沸则立即死亡。梅毒螺旋体对化学消毒剂敏感，用 1% ～ 2% 的苯酚处理数分钟即死亡。

2."死灰复燃"的梅毒

其实，梅毒的传播已经有四五百年的历史了，1493 年哥伦布航海探索带回了无数财富也带回了一种疾病，1498 年葡萄牙海员把梅毒经好望角传到印度，1505 年传入中国广东。中华人民共和国成立后，党和政府派遣医疗队赴梅毒高发区进行普查、普治等，经过近十年的努力，我国于 1964 年已经基本消灭病毒，外媒曾一度称之为"东方的奇迹"，加之青霉素的普遍应用，梅毒的发病数确实大为减少，但是从 20 世纪 80 年代开始，梅毒又在我国死灰复燃。

20 世纪 80 年代，梅毒在我国重新出现，90 年代末以来，梅毒的发病率在逐年递增，晚期梅毒和胎传梅毒的发病率也在快速上升，所以，我们不能固执地不愿承认我国梅毒快速传播的现状，而且对于梅毒，现在的我们应该有更新的认识，其实它就"潜伏"在我们的周围，但有很多人的观念和认识还停留在"性病只发生在特殊从业者人群中"，对此抱有侥幸心理其实是非常危险的。

随着性观念的开放，艾滋病、梅毒、尖锐湿疣等性病其实已经从特殊群体向普通人群蔓延，所以，还是应该引起大家的重视，并且做到有意识的防护，预防感染、保护自己。

我国的梅毒患者不仅仅限于年轻人，老年人在这方面也应该提高保护意识，在此希望通过科普也能让老年人在性安全意识上有所提高，注意保护好自己。

3. 梅毒的传播途径有哪些？

梅毒传染性强，传播方式可分为性接触和非性接触两种方式。很多人平时不会去一些不正规的地方，对自己患有梅毒感到不可思议。梅毒的主要传播途径如下。

（1）性接触传播

临床上有 90% 以上的梅毒是通过与梅毒患者的性接触而传染的。性接触的方式包括性交、热吻和皮肤接触的拥抱。人体生殖器部位皮肤黏膜薄，血管丰富，性交时处于极度充血状态，性交摩擦可造成细微损伤，因此容易感染梅毒。

（2）间接接触传播

接触梅毒患者使用的东西，如患者的衣服、被子、工具、厕所、浴巾等，被患者的分泌物污染，也可能会感染梅毒。

（3）血源性传播

梅毒病程较长，梅毒螺旋体可在患者血液中潜伏一段时间。特别是潜伏期梅毒患者，体内感染病原体，但无临床表现，健康者和其他疾病患者输入其提供的血液和血液产品，可以感染梅毒。

（4）胎盘传播

孕妇感染梅毒时，孕期可通过胎盘感染胎儿。孕妇怀有胎儿，未经及时发现和治疗，或治疗不彻底，梅毒螺旋体可通过胎盘的血液循环传染给胎儿，使胎儿感染梅毒。胎盘传染主要在孕妇早期梅毒时发生。当胎儿经过感染梅毒的产道时，产道部位的梅毒螺旋体接触胎儿，可导致新生儿感染梅毒。

4. 患了梅毒会有哪些表现？

梅毒在临床上病程是非常复杂的。分为隐性梅毒和显形梅毒两种。其中，隐性梅毒患者免疫任何症状，只能通过检测发现，而显性梅毒病程主要分为三个阶段。

（1）一期（硬下疳）：一般发生于高危行为后的 2～4 周。主要表现为梅毒感染处有 1～2 cm 的圆形或者椭圆形的大溃疡，边缘稍微高凸，中间凹陷，有渗液，但不伴有瘙痒或疼痛。这一时期梅毒的传染性极强。

（2）二期（梅毒疹）：硬下疳不治疗，3～4 周后会自动消退。但随着时间的推移，患者的全身会突然出现斑丘疹或玫瑰糠疹，部分患者还会出现脱发、发热等症状。

（3）三期：梅毒感染 2 年后可能侵袭到任何一个身体组织，如侵袭到心脏，就是梅毒性心脏病；侵袭到脑就是神经梅毒；侵袭到骨头就是梅毒性骨病等。

一期和二期梅毒也称早期梅毒，治疗效果较好；三期梅毒为晚期梅毒，难以治愈。

5. 感染梅毒后多长时间发病？

从感染梅毒螺旋体到出现症状的时间称为潜伏期，其长短不一，一般为 2 ~ 4 周。就出现一期梅毒症状来说，从 10 天到 90 天不等。

如果感染梅毒螺旋体数量多或被感染者身体状况差，则发病较早。如果同时感染其他疾病已用了青霉素治疗或用过其他一些抗生素，或被感染者身体抵抗力较强，则发病较晚。另外，还有一部分患者可能不出现一期梅毒症状，或由于症状极轻而被忽视，直到几个月甚至半年后才出现二期梅毒的症状。但也有不少患者不记得出现过二期梅毒症状，一直以潜伏梅毒患者的形式存在，只有在检查身体，或配偶、性伴侣发现梅毒后通过抽血化验才被发现。

6. 得了梅毒怎么办？

梅毒的治疗用药以西药为主，并需要根据分期、侵害系统等，选择不同的治疗方案，建议早发现、早治疗，且治疗时遵循正确、足量、规则、全面的原则，连同性伴侣也要进行检查及治疗。

（1）药物治疗

①青霉素类：为首选药物，临床常用普鲁卡因青霉素 G、苄星青霉素、水剂青霉素 G 等。②头孢类：如头孢曲松钠，属于效果较好的抗梅毒药物，可作为青霉素过敏者优先选择的替代治疗药物。③四环素类和大环内酯类：常用药物包括多西环素、米诺环素、阿奇霉素等，可作为青霉素过敏者的替代治疗药物，疗效稍差。

（2）分期治疗

①早期梅毒：以消除螺旋体，控制病变进展，保护重要器官为主要目的，需要遵医嘱选择常用药物进行治疗。②晚期梅毒：以治愈病变，修复组织创伤，保护机体重要器官的功能为主要目的，已经出现不可逆损伤的患者还应积极矫正畸形，恢复机体功能，治疗上需遵医嘱选择常用药物。③妊娠梅毒：治疗措施与非妊娠患者相同，推荐在专业医生指导下，在妊娠3个月内和7个月内进行抗梅毒治疗，坚持随访，并在产后对新生儿随访2年。

7. 患了梅毒生活中应注意什么？

提醒大家，梅毒没有预防性疫苗，因此最好的预防方法就是注意性卫生，洁身自好，避免不洁性行为和高危性行为。得梅毒后，千万不要因为这是性病而感到羞耻，从而不去医院治疗。

梅毒在临床上可以分为一期梅毒、二期梅毒和三期梅毒，尽快确诊几期梅毒，能够有效地控制病情的发展。如伴侣身体出现可疑症状，双方都应及时去正规医院的皮肤性病科就诊检查。治疗期间，性伴侣也须同查同治，治愈后定期复查。

注意防止传染他人。生活中小心防护，早期梅毒患者传染性较强，内裤、毛巾等私人物品单人单用，不得与他人同盆洗浴。要求早期梅毒患者禁止房事，2年以上患者也应尽量避免，必要时需戴安全套加以防护。患病期间不宜怀孕，如果患者发生妊娠，治疗要尽早。

【小贴士】

消除梅毒母婴传播，我们一起行动！

1. 什么是妊娠梅毒？

在妊娠过程中发现的梅毒称为妊娠梅毒，它既可以在女性怀孕前感染致病，也可以是孕妇在妊娠期被感染致病。

2. 孕妇没有任何梅毒的临床症状或体征，是否需要进行梅毒的相关化验检查？

经临床发现，妊娠合并梅毒大多为隐性梅毒，孕妇并不知道自己的感染状态。所以孕妇需要在孕早期进行梅毒的相关化验检查。

3. 梅毒感染孕产妇何时进行治疗？

孕产妇一旦发现梅毒感染，立刻开始治疗。首选长效青霉素治疗，禁用四环素、多西环素及米诺环素；早期诊断，及时治疗，剂量足够，疗程规则；严格定期随访；传染源或其性伴应同时接受检查和治疗。

4. 妊娠合并梅毒需要剖宫产吗？

妊娠合并梅毒不是剖宫产指征，分娩方式根据产科指征确定。

5. 梅毒感染孕产妇分娩后可以母乳喂养吗？

孕产妇梅毒感染经规范治疗后可以实行母乳喂养；未经规范治疗者，暂缓直接哺乳，乳汁经巴氏消毒后可以喂养，或待疗程结束后再直接进行母乳喂养。

6.梅毒感染孕产妇所生儿童接种疫苗有无禁忌?

梅毒感染孕产妇所生儿童接种疫苗没有禁忌。

参考文献

[1] 康湘怡，张海萍.中国妊娠梅毒治疗现状及分析[J].实用皮肤病学杂志，2014，7（02）：85—88.

[2] 中国疾病预防控制中心.中国预防与控制梅毒规划（2010-2020年）.[EB/OL]（2017-11-1）[2024-7-3] https://www.chinacdc.cn/jkzt/crb/zl/md/jszl_2281/201810/P020181010472391637444.pdf..

淋病

1. 什么是淋病？

淋病的病原体是淋病奈瑟球菌，是 1879 年奈瑟（Neisser）首先发现的，又称淋球菌，是一种革兰氏阴性双球菌，人对淋球菌有易感性，也是淋球菌的唯一宿主。

淋菌性尿道炎又称特异性尿道炎，是淋球菌引起的泌尿生殖系统的化脓性感染，还可引起宫颈炎，也可感染眼、咽、直肠、盆腔，淋菌进入血液导致播散性淋菌感染。

淋病为我国常见的性传播疾病，也是《中华人民共和国传染病防治法》中规定的需重点防治的乙类传染病。在 2021 年，我国新报告的淋病病例有 12 万多例，位居我国乙类传染病的第四位。男性最常见的表现是尿道炎，而女性则为宫颈炎。局部并发症在男性主要有附睾炎和前列腺炎，在女性主要有子宫内膜炎和盆腔炎。咽部、直肠和眼结膜亦可为原发性感染部位。淋病传播速度快，如果在不安全性生活后几小时或第二天出现生殖器症状，最大的可能就是淋病。

淋球菌在干燥环境中抵抗力很弱，适宜生长于潮湿、温暖（35.5 ~ 36.5 ℃）、中性偏碱（pH 7.2 ~ 7.6），5% ~ 10% 的二氧化碳浓度条件下的环境中。超过 38 ℃或低于 30 ℃淋球菌便不能生长，一般消毒即可灭杀，在 75% 乙醇中 30 秒即死亡。

2. 人类是怎样感染上淋病的？被传染概率有多高？

淋病的潜伏期短，主要表现为泌尿生殖系统黏膜的化脓性炎症。主要通过性接触传播、间接传播、母婴传播。淋球菌除了侵犯生殖器，还可侵犯眼睛、咽部、直肠和盆腔等处，表现为淋菌性结膜炎、淋菌性肠炎、淋菌性咽炎等。本病不遗传，也无免疫性，易重复感染。

淋病属于性传播疾病，无论患者有无临床症状皆可传染他人，一次性交男性传染给女性的感染率为 50% ~ 90%，女性传染给男性的感染率为 25% ~ 50%，感染率与性交次数成正比。男性与女性患者性交感染率平均为 19% ~ 25%，2 次为 35%，3 次为 49%，4 次为 57%。新生儿可通过患病母亲产道而致淋菌性眼炎。少数情况下可被污染的衣物、浴巾、马桶圈感染。

3. 感染淋病都有哪些症状？

男性患者主要表现为淋菌性尿道炎，以尿道分泌物和尿痛最常见，尿道分泌物开始为黏液性，量较少，数日后会出现大量脓性或脓血性分泌物。淋病感染后可分为急性淋病和慢性淋病。

（1）男性急性淋病

潜伏期一般为 2 ~ 10 天，平均为 3 ~ 5 天，约 10% 感染者无症状。患者初始症状为尿道口灼痒、潮红。排尿时灼痛，伴尿频，尿道口有少量黏液性分泌物。3 ~ 4 天后，尿道黏膜上皮发生多处局灶性坏死，产生大量脓性分泌物，排尿时刺痛，龟头及包皮红肿显著。尿道中可见淋菌丝或血液，晨起时尿道口可结脓痂，伴轻重不等的全身症状，偶见尿道瘘管和窦道。少数患者可出现后尿道炎，尿频明显，会阴部坠胀，夜间有痛性阴茎勃起。有明显症状和体征的患者，即使未经治疗，一般在 10 ~ 14 天症状逐渐减轻，1 个月后症状基本消失，但并未痊愈，可继续向后尿道或上生殖道扩散，甚至发生并发症。

（2）男性慢性淋病

患者一般无明显症状，当机体抵抗力降低，如过度疲劳、饮酒、性交时，出现尿道炎症状，但较急性期炎症轻，尿道分泌物少而稀薄，仅于晨间在尿道口有脓痂黏附，即"糊口"现象。由于尿道长期存在炎症，尿道壁纤维组织增生会形成瘢痕，前尿道形成多处瘢痕时，分泌物不能通畅排出，炎症易向后尿道、前列腺及精囊扩延，并发前列腺炎、精囊炎，甚至逆行向附睾蔓延，引起附睾炎。排尿终了时尿道中常混有来自后尿道的淋菌，因此，后尿道炎和前列腺炎又为前尿道炎的传染源。由于前列腺和精囊的分泌物排入后尿道，并不断刺激后尿道，使其不断增厚，反过来又使腺管引流不畅。这样相互影响，促使淋病病程迁延，不易治愈，并成为重要的传染源。

女性中约有 50% 的感染者无明显症状，由于病情隐匿很难确定其潜伏期。有症状的女性患者通常表现为宫颈炎、尿道炎、前庭大腺炎和肛周炎，可能会出现阴道分泌物增多，呈黏性或脓性，外阴有刺痒和烧灼感，或出现尿痛、尿急、尿频、血尿，单侧大阴唇红热肿痛，以及肛周潮红、瘙痒、表面有脓性渗出物等症状。

（1）女性急性淋病

女性感染淋球菌后初始症状轻微或无症状，一般经 3～5 天的潜伏期后，相继出现尿道炎、宫颈炎、尿道旁腺炎、前庭大腺炎及直肠炎等，其中以宫颈炎最常见。70% 的女性淋病患者存在尿道感染。淋菌性宫颈炎常见，多与尿道炎同时出现。

（2）女性慢性淋病

女性急性淋病如未充分治疗可转为慢性。表现为下腹坠胀、腰酸背痛、白带较多等。

妊娠合并淋病多无临床症状。患淋病的孕妇分娩时，可经产道而感染胎儿，特别是胎位呈臀先露时尤易被感染，可发生胎膜早破、羊膜腔感染、早产、产后败血症和子宫内膜炎等。

儿童淋病会表现为泌尿生殖系统炎症，如尿急、尿痛，并伴有尿道脓性分泌物等。幼女淋菌性外阴阴道炎会出现外阴、会阴和肛周红肿，阴道脓性分泌物较多，可引起尿痛、局部刺激症状和溃烂。

此外，眼结膜、咽喉、直肠等部位也会感染淋球菌，出现红肿、黏膜充血以及伴有脓性分泌物等症状。

4. 男性感染淋病会导致不育吗？

淋菌性尿道炎最常见于男性。如果尿道长期存在炎症，炎症向后尿道、前列腺及精囊扩散，容易并发前列腺炎、精囊炎，甚至附睾炎。淋球菌的破坏力很强，可引起尿道狭窄、输精管狭窄，降低男性的生育力，甚至造成不育！

5. 患了淋病能揉眼睛吗？

淋菌性眼炎在临床并不多见，但习惯性揉眼这一不良习惯可将尿道脓性分泌物中的淋球菌自体接种到眼睛，导致双眼睑结膜充血水肿，流黄色脓性分泌物。如不及时治疗可发生角膜溃疡、穿孔，导致失明。

6. 淋病容易治好吗？

只要积极配合医生，淋病还是很容易治好的。

目前我国治疗淋病的一线药物有头孢曲松、大观霉素以及其他一些第 3 代头孢菌素等。由于使用抗生素容易产生耐药，因此在治疗过程中一定要谨遵医嘱，不能因为服药一两天症状减轻就私自停药，一旦产生耐药，将加重治疗难度。

此外，发现有症状要及时就医，淋病的症状会在一段时间后减轻，但这并不是意味着自愈了，可能是向后尿道或者上生殖道扩散了，这样会引起一系列的发症，甚至会导致不育不孕。

淋病治愈标准：治疗结束后 1 ~ 2 周复查，临床症状和体征全部消失，且尿液清晰不含淋菌丝；从患病部位取材（如前列腺液、宫颈分泌物）做涂片和培养检查淋球菌，连续 2 次阴性。

7. 如何诊断淋病？非淋菌性尿道炎与淋病有什么不同？

怀疑自己得了淋病，可到正规医院，由医生判断是否要做淋菌性尿道炎涂片或淋球菌培养检查。

一般来说，非淋菌性尿道炎的发病比较缓慢，在传染后 1 ~ 3 周或更久发病，而淋病多在传染后 1 ~ 3 天内急性发作。非淋菌性尿道炎的症状相对轻，尿道分泌物比较少，多为稀薄黏液，有时仅为痂皮封口或污秽裤裆，但持续时间较长，而且容易反复发作；而淋病症状重，分泌物浓稠，持续时间相对短，治愈后复发较少。如果做分泌物涂片或培养，淋病可见到淋球菌，而非淋菌性尿道炎则没有，但经常可培养出衣原体或支原体。

8. 怎样才能避免自己和他人感染淋病？

淋病不遗传，也无免疫性，但可重复感染，治疗不彻底可复发，转为慢性，及时诊断和抗感染治疗可完全治愈。

淋病的预防措施：人类对淋球菌无自然免疫力，均易感，病后免疫力不强，有可能再感染，故预防应以加强个人卫生为主，注意个人卫生，不与他人共用内裤、毛巾等个人物品，洗净的内裤、毛巾等晾晒在有阳光的通风处；保持健康良好的个人性卫生习惯，性生活时正确使用安全套，性生活后及时清洗生殖器，并排尿一次冲刷尿道等措施，均能在一定程度上降低感染风险。

感染淋病后要夫妻同治，即使无症状，夫妻双方也要同时治疗，而且期间禁止性生活，避免两人"乒乓球式感染"。

9. 淋病患者在饮食方面有哪些注意事项？

患淋病后要注意患者的饮食健康，饮食宜清淡，多饮水，忌食辛辣之品，也不能饮酒，常常有一些患者因为饮酒使病情加重或复发，那么，淋病患者应该吃什么好？

（1）饮食清淡、避免燥热

淋病患者的饮食宜清淡，患者应该多食用清粥、面条等清淡、热量低的饮食，少吃燥热动火食物，如韭菜、榨菜、雪里蕻、香菜、羊肉等。

（2）以新鲜蔬菜、水果为主

淋病患者可以食用富含蛋白质、维生素的食物，尤其以清热、解毒、利尿的水果和蔬菜为佳，同时应多饮水，以促进毒素从尿液中排出，减少细菌对尿道的刺激。

（3）避免辛辣、刺激食物

淋病患者应忌食辛辣、刺激性食物，如辣椒、胡椒、生姜、大葱、芥末、酒、浓茶等，尤其是酒，如果患病期间饮酒，不仅会加重淋病的症状，还会影响淋病的康复进程。

【小贴士】

淋病不可怕，"淋病一针见效"才可怕！

核心提示：淋病是可防可治的，但在生活中，我们经常看到贴在电线杆上的小广告写着淋病一针见效等等，其实这是不可信的。为了怕去医院碰到熟人而选择黑诊所治疗，这更是不可取的！

淋病的治疗要遵从尽早、足量、规则的原则，针对不同的病情，采取相应的治疗方法。治疗期间要注意以下几点。

1. 卧床休息，禁止剧烈活动及过度兴奋。

2. 停止夫妻生活。

3. 内裤要天天更换消毒、清洗。要保持阴部清洁。

4. 配偶及性接触者同查、同治对慢性淋病的治疗康复也很重要。

5. 遵守医嘱，按时、足量用药，不随意找游医或自行用药治疗。

只要是好好的治疗，选择正规的医院，千万不可轻信小广告，否则耽误了治疗会遗憾终生的。

参考文献

疾病预防控制局 . 2021 年全国法定传染病疫情概况 . [EB/OL]（2022-4-22）[2024-7-3]http://www.nhc.gov.cn/jkj/s3578/202204/4fd88a291d914abf8f7a91f6333567e1.shtml.

艾滋病

1. 什么是艾滋病?

艾滋病全称叫获得性免疫缺陷综合征（AIDS），是人体感染人类免疫病毒（HIV）引起的一种慢性传染病，目前还不能彻底治愈，但可以预防。HIV 侵入人体后，会不断破坏人体细胞免疫功能，使人体发生多种难以治愈的感染和肿瘤，最终导致死亡。

艾滋病病毒是一种非常脆弱的病毒，别看它进入人体后"耀武扬威"的，但一旦离开人体，它就瞬间变成了一个彻头彻尾的"纸老虎"！它在体外存活时间不长，常用的消毒剂，如 84 消毒液、75% 的酒精、碘酊、过氧乙酸、戊二醛、次氯酸钠等对杀灭 HIV 均有效。但紫外线或 γ 射线不能灭活 HIV。HIV 对热很敏感，对低温耐受性强于高温。在 56 ℃ 的条件下加热处理 30 分钟可使 HIV 在体外对人的 T 淋巴细胞失去感染性，但不能完全灭活；在 100 ℃ 的条件下加热 20 分钟可将 HIV 完全灭活。

2. 你了解艾滋病的起源吗？

艾滋病最初起源于非洲的黑猩猩，人类第一个艾滋病患者应该是和黑猩猩发生体液交换的人，究竟是谁已不清楚。但第一个把艾滋病带出非洲的人叫 Gaetan Dugas 的加拿大航空空中服务员，他被美国疾病控制与预防中心（CDC）推断为艾滋病从非洲传入北美洲的零号传染源。他是男同性恋者，英俊性感，不断在全美各大城市的同志酒吧和浴室之间流连。据他本人估计，他每年平均与 100 个性伴侣发生关系，有超过 2500 名性伙伴横跨北美洲。1980 年 6 月 Dugas 验出感染 HIV，随后，他身上开始出现红疹与紫斑，被确诊为卡波西肉瘤（KS，AIDS 并发症一种）。当时，这种陌生疾病叫"同志癌"。1984 年 3 月，Dugas 死于魁北克市，死因是艾滋病并发的肾功能衰竭，终年 31 岁。在全球最早死于艾滋病的 19 人中，有 8 位与他有直接或间接的性行为。

1983 年，法国科学家蒙坦尼尔报告，从艾滋病前期患者的淋巴腺体中分离出一种病毒，命名为淋巴结病相关病毒。1986 年国际病毒命名委员会将此新病毒命名为人类免疫缺陷病毒，即现在所说的"艾滋病病毒"。

3. HIV 病毒主要通过哪些途径传播？

（1）传染源

HIV 感染者和 AIDS 患者。HIV 主要存在于传染源的血液、精液、阴道分泌物、胸腔积液、腹腔积液、脑脊液、羊水和乳汁等体液中。

（2）传播途径

HIV 的传播途径主要有 3 个，分别为性传播、血液传播、母婴传播。

（3）易感人群

主要有男男同性性行为者、静脉注射毒品者、与 HIV 感染者 /AIDS 患者有性接触者、多性伴人群、性传播感染群体。

4. 感染 HIV 病毒后会出现哪些症状?

HIV 感染的全过程可分三个时期，即急性期、无症状期和艾滋病期。

（1）急性期（发生在感染 HIV 的 6 个月内）：临床表现以发热最为常见，可伴有咽痛、盗汗、恶心、呕吐、腹泻、皮疹、关节疼痛、淋巴结肿大及神经系统症状。大多数患者症状轻微，持续 1 ~ 3 周后可自行缓解。

（2）无症状期（持续时间一般为 4 ~ 8 年）：在无症状期，由于 HIV 在感染者体内不断复制，免疫系统受损，可出现淋巴结肿大等症状；其时间长短与所感染艾滋病病毒的数量和类别、感染途径、个体免疫状况、营养条件及生活习惯等因素有关。

（3）艾滋病期（感染 HIV 后的终末阶段）：此期主要临床表现为 HIV 机会性感染（如肺孢子菌肺炎、肺结核等）和肿瘤。

5. 如何确定感染了 HIV?

HIV 感染者 /AIDS 患者的诊断需结合流行病学史（包括不

安全性生活史、静脉注射毒品史、输入未经抗 HIV 抗体检测的血液或血液制品、HIV 抗体阳性者所生子女或职业暴露史等）、临床表现和实验室检查等进行综合分析。

在医疗机构，常规先进行 HIV 抗原抗体初筛检测，如筛查结果无问题，则出具"HIV 抗体阴性"报告，如筛查试验有反应，则出具"待复检"报告，需进行补充试验，补充试验包括 HIV 抗体确证试验和 HIV 核酸检测，如确证试验阳性及病毒载量＞ 5000 拷贝 / 毫升，即可诊断。

6. 艾滋病能治愈吗？

艾滋病目前仍无法治愈，患者需要终身服药，也没有疫苗可以治疗，目前我国"四免一关怀"政策指明 HIV 感染者 / AIDS 患者可到指定的传染病医院服用免费抗病毒药物，使患者体内病毒载量明显降低，免疫系统重建，从而延长患者的生存时间和提高生活质量。

7. 如何有效预防艾滋病？

（1）洁身自好，安全性行为

目前，性途径已成为艾滋病病毒传播的第一感染途径，切断这个路径可以有效预防艾滋病的传播，保护自己，保护亲人。日常生活中，坚决避免可能与他人发生体液交换的行为，青少年避免婚前性行为，已婚者不要有婚外性行为，不进行不洁性行为，同性恋者必须停止多性伴侣的性乱行为，选定一个固定性伴侣，正确使用安全套减少感染其他性病的危险。

（2）拒绝毒品，远离诱惑

共用注射器吸毒是经血液传播艾滋病的重要危险行为。

（3）避免血液途径传播艾滋病

谨慎使用血液制品，不轻易使用血液制品，要在有国家正规资质的医疗单位使用血液制品，拒绝无安全保障的血液制品。使用血液制品前一定要了解血液来源是否安全，当患者本人不能这样做时，家属一定要重视且要注意：①不到非正规场所洗牙、文身、穿耳洞。②不共用牙刷、剃须刀。③处理他人伤口时做好防护。

8. 艾滋病如何治疗？

目前在全世界范围内仍缺乏根治 HIV 感染的有效药物。现阶段的治疗目标是：最大限度地抑制病毒复制使病毒载量降低至检测下限并减少病毒变异；重建免疫功能；降低异常的免疫激活；减少病毒的传播、预防母婴传播；降低 HIV 感染的发病率和病死率、减少非艾滋病相关疾病的发病率和病死率，使患者获得正常的预期寿命，提高生活质量。对 HIV 感染者或 AIDS 患者均无须隔离治疗。

（1）抗反转录病毒治疗

艾滋病治疗的关键，目前主要采用多种药物联合治疗，称为高效抗反转录病毒治疗（HAART）。目前国际上共有六大类 30 多种抗反转录病毒药物，我国的抗反转录病毒药物主要是五大类，包括核苷类反转录酶抑制剂（NRTI）、非核苷类反转录酶抑制剂（NNRTI）、蛋白酶抑制剂（PI）、整合酶抑制剂（INSTI）和膜融合抑制剂（FI）。成人及青少年初始抗反转录病毒治疗方案推荐为 2 种 NRTI 类药物联合第三类药物（NNRTI 或 PI 或 INSTI）治疗。

（2）改善免疫功能的治疗

《中国艾滋病诊疗指南（2021 年版）》提倡发现即治疗，除根据个人意愿积极抗反转录病毒治疗。患者应注意休息，给予高热量、多维生素饮食。不能进食者应静脉输液补充营养，给予支持疗法，包括输血及营养支持疗法，维持水、电解质平衡。

（3）抗机会性感染及抗肿瘤治疗

抗感染、抗肿瘤治疗可与抗病毒治疗同时进行。肿瘤的治疗还应根据病情予以个体化综合治疗，包括手术、化疗和放疗等。

9. 艾滋病病毒暴露后应如何处理？

（1）职业暴露

包括被 HIV 的针头或刀片刺伤、割伤皮肤等，或是 HIV 病毒的血液、体液沾染了不完整皮肤或黏膜。

处理原则：用肥皂液和流动的清水清洗被污染局部；污染眼部等黏膜时，应用大量等渗氯化钠溶液反复对黏膜进行冲洗；存在伤口时，应轻柔由近心端向远心端挤压伤处，尽可能挤出损伤处的血液，再用肥皂液和流动的清水冲洗伤口；用75% 乙醇或 0.5% 碘伏对伤口局部进行消毒。

阻断方案：首选推荐方案为替诺福韦 / 恩曲他滨＋拉替拉韦（或多替拉韦），国内有研究显示含艾博韦泰的阻断方案（艾博韦泰＋多替拉韦，或艾博韦泰＋替诺福韦＋拉米夫定）具有较高的治疗完成率和依从性，以及很好的安全性。

用药时间：在发生 HIV 暴露后尽可能在 72 小时内（最好是 2 小时内，不建议超过 24 小时）进行预防性用药，连续服用 28 天。

暴露后的监测：发生 HIV 职业暴露后立即、4 周、8 周、12 周和 24 周后检测 HIV 抗体。

（2）非职业暴露

指除职业暴露外其他个人行为发生的 HIV 暴露。暴露评估及处理原则，尤其是阻断用药与职业暴露相同。注意评估后阻断用药是自愿的原则及规范随访，以尽早发现感染者。

【小贴士】

艾滋病母婴阻断"四部曲"

母婴传播是儿童感染艾滋病最主要的原因。患有艾滋病的母亲，在妊娠期间、分娩过程中和产后哺乳时都可能将病毒传染给儿童，导致儿童感染艾滋病。

尽管母婴传播不能完全避免，但是感染了 HIV 的女性若在妊娠前、产时及产后做好防护准备，也可以生育出健康宝宝。艾滋病母婴阻断的"四部曲"为药物治疗、安全助产、人工喂养和早期诊断。

1. 药物治疗

对于男阴女阳家庭，在女方接受抗反转录病毒治疗且病毒持续控制的情况下可选择排卵期自然受孕或者体外受精。在男阳女阴家庭，也可在男方进行抗反转录病毒治疗且病毒持续控制后，在排卵期进行自然受孕。

无论是哪方感染，感染的一方接受抗反转录病毒治疗并且病毒达到有效的抑制（低于检测值下限）是安全备孕最重要的前提条件。为了提高受孕成功率，降低传染风险，准确地计算排卵期非常重要，可以寻求妇产科医师的帮助。

如孕妇在妊娠早期发现感染 HIV 后选择继续妊娠，可以到当地承担艾滋病抗反转录病毒治疗任务的医院或妇幼保健机构，在医生的指导下采取有效的母婴阻断措施。患艾滋病的妈妈所生的婴儿必须服用抗反转录病毒药物，而且需要在出生后尽早（6 小时内）服用，具体服药方案根据暴露风险而定。

2. 安全助产

对于已确定 HIV 感染的孕妇，可在医疗机构咨询预防艾滋病母婴传播相关问题，由孕产妇及其家人在知情同意的基础上做出终止妊娠或继续妊娠的决定。

对于选择继续妊娠的孕妇应尽早确定分娩医院，尽早到医院待产当病毒载量＞1000 拷贝／毫升或分娩时病毒载量未知时，建议在妊娠 38 周计划剖宫产，以尽量减少围生期 HIV 的传播。

对于存在以下任一情况的艾滋病孕妇，不建议实行剖宫产，更应避免紧急剖宫产：①妊娠早、中期已经开始抗反转录病毒治疗，规律服用药物且没有艾滋病临床症状；②妊娠晚期病毒载量 <1000 拷贝 / 毫升；③已经临产。

然而，在自然分娩过程中应格外小心，尽量避免可能增加母婴传播危险的损伤性操作，包括会阴侧切、人工破膜、使用胎头吸引器或产钳、宫内胎儿头皮监测等。

新生儿出生后应及时使用流动的温水进行清洗，用洗耳球清理鼻腔及口腔黏膜，缩短新生儿接触母亲血液、羊水及分泌物的时间。清理过程操作手法应轻柔，避免损伤皮肤和黏膜。

3. 人工喂养

虽然抗反转录病毒治疗可以使母亲血液、体液，包括乳汁的病毒含量大大降低，但也不能确保绝对安全。对于患艾滋病的妈妈来说，原则上提倡人工喂养，避免母乳喂养，杜绝混合喂养。

米粉、动物乳制品等母乳代用品会造成宝宝脆弱的胃肠道屏障受损，增加消化道途径感染病毒的危险，因此，混合喂养是最危险的方式。

医务人员会帮助妈妈评估人工喂养的知识和技能、经济负担、代乳品的可能性，制订合理的方案并定期指导。

4. 早期诊断

艾滋病感染者所生的宝宝，会被妇幼保健机构纳入高危管理。艾滋病在日常生活中的传播途径主要是艾滋病感染者的血液或体液接触了被感染者破损的皮肤或黏膜。所以，感染艾滋病的父母在日常生活中应避免自己的血液或体液接触到宝宝；当宝宝出现伤口时，也应尽量减少与其接触。

参考文献

[1] 宋伟，宋德懋.HPV、HIV 的发现与相关疾病的研究进展——2008 年诺贝尔生理学或医学奖工作介绍 [J].生理科学进展，2009，40（01）：89—96.

[2] 海口市疾控艾防科.第一个得艾滋病的人.[EB/OL]（2018-3-26)[2024-7-3] https://mp.weixin.qq.com/s?__biz=MzU4MjI3OTE5NQ==&mid=2247483755&idx=1&sn=1089197e108ddae4402e8dcdd07de789&chksm=fdbb881fcacc01090a3a7c7d56efbf54c983497aec2a3a2087d6849cb80df4514829a7196c9f&scene=27.